口腔住院医师临床技术模拟训练

主　编　孙卫斌　谢思静
副主编　汤旭娜　沈苏南

东南大学出版社
SOUTHEAST UNIVERSITY PRESS
·南京·

图书在版编目(CIP)数据

口腔住院医师临床技术模拟训练 / 孙卫斌,谢思静主编. — 南京:东南大学出版社,2019.10
口腔住院医师规培与专业硕士双向接轨培养教材
ISBN 978 - 7 - 5641 - 8586 - 2

Ⅰ. ①口…　Ⅱ. ①孙…　②谢…　Ⅲ. ①口腔科学-高等学校-教材　Ⅳ. ①R78

中国版本图书馆 CIP 数据核字(2019)第 226929 号

口腔住院医师临床技术模拟训练

主　　编	孙卫斌　谢思静	
出版发行	东南大学出版社	
出 版 人	江建中	
社　　址	南京市四牌楼 2 号	
邮　　编	210096	
责　　编	陈潇潇	
经　　销	全国各地新华书店	
印　　刷	南京京新印刷有限公司	
开　　本	700 mm×1000 mm　1/16	
印　　张	13.5	
字　　数	230 千字	
书　　号	ISBN 978 - 7 - 5641 - 8586 - 2	
版　　次	2019 年 10 月第 1 版	
印　　次	2019 年 10 月第 1 次印刷	
定　　价	45.00 元	

* 本社图书若有印装质量问题,请直接与营销部联系,电话:025－83791830。

口腔住院医师规培与专业硕士双向接轨培养教材
编委会

主　编　孙卫斌

副主编　谢思静

主　审　胡勤刚

编委（以姓氏笔画为序）

王志勇	王铁梅	王　翔	王　磊	刘　玉
汤旭娜	孙卫斌	李佳岭	李　姮	李　煌
杨卫东	苗雷英	林梓桐	孟翔峰	胡勤刚
聂蓉蓉	黄丽娟	黄晓峰	谢思静	蒲玉梅
雷　浪				

秘　书　杨　洁　吴　丽　柳慧芬

《口腔住院医师临床技术模拟训练》
编委会

序 言

Preface

  2014 年,教育部等六部门下发《关于医教协同深化临床医学人才培养改革的意见》(教研〔2014〕2 号),2017 年国务院办公厅下达了《关于深化医教协同进一步推进医学教育改革与发展的意见》(国办发〔2017〕63 号),其核心思想就是加快构建以"5＋3"(5 年临床医学本科教育＋3 年住院医师规范化培训或 3 年临床医学硕士专业学位研究生教育)为主体的临床医学人才培养体系。实现医学专业学位与住院医师规培双向接轨不仅是国家"医教协同"大政方针的要求,事实上也是满足临床医学人才队伍建设的迫切需要。

  改革开放以来,我国高等医学教育事业有了长足的发展,医学研究生培养已经具备了相当的规模,培养质量也得到跨越式的提高。但毋庸讳言,医学研究生培养中高分低能的问题突出,尤其是许多专业学位研究生偏向于基础科学研究,以完成导师承担的自然科学研究基金项目为任务,临床专业培训不足的现象比较普遍。但另一方面,医学面临的是人体疾病这个自然界最复杂的问题,从事临床医学从本质上必须具备科学研究能力,临床医师培养不仅需要临床实践,更需要系统的理论教育和科学研究能力培养。"住院医师规范化培训"在我国已经推行了二十多年,但目前面临的最迫切的问题仍然是"规范化",也就是说事实上目前还没有形成成熟的培养"规范"。如果不把培养规范首先建立起来,"规培"面临的最大问题就是单纯的技能化和事务化,青年医师规培实际上就流于形式。

国家医教协同医学人才培养改革正是要解决这两个偏向问题。因此,医学专业学位教育与住院医师规培双向接轨的目标就是从制度上推动医学专业研究生必须坚守临床岗位,以临床患者为科学研究主要目标,而住院医师规培必须涵盖系统的理论教育和相应的科研训练。这不仅是医学人才建设的重大举措,而且将会对转化医学产生直接的推动作用。

"口腔住院医师规培与专业硕士双向接轨培养教材"为国家推行医教协同医学人才培养改革后,第一个完整体现口腔医学专业硕士与住院医师规培双向接轨培养的指导性系列教材。该教材包含了以医学人文、案例分析、模拟训练代表的口腔专业学位特色课程教材、以规范化临床训练为目标的操作与考核指导教材和以临床合理诊疗为中心的临床科研教材等三部分,贯穿了双向接轨培养的基础教育、专业教育和临床实践教育三个阶段。该教材体现了国家卓越医生培养的核心思想,同时侧重口腔医学职业素养和专业能力教育,并融合了南京大学人文和自然并重、基础与创新齐发的教育传统,在口腔医学高等院校双向接轨培养高层次优秀口腔医学人才方面有极好的指导意义。

南京大学副校长、医学院院长

张峻峰

2019 年 9 月 20 日

前言

Preface

  口腔医学是一门实践性很强的学科,培养口腔医学人才的"动手能力"非常重要。作为口腔专业硕士的培养,也就是作为口腔住院医师规范化培训,实际上就是临床中级医师的培养,临床实践能力的培养是核心。就口腔医学来说,临床诊疗技术的训练是临床实践能力培养的中心环节。

  临床技能模拟训练在现代医学教育中越来越受到重视,这不仅在于医患关系的反向促进,在于医学教育道德使然,更在于医学教学的同质化需求。医学模拟训练是指运用模拟器械或模拟情境在接近现实情况下进行仿真教学,以此使学生的医学技能得到训练和提高,达到预期的学习目的。医学模拟教学是医学技能训练最有效的方法之一。而口腔临床模拟训练广泛用于口腔医学教学中,根据中华口腔医学会口腔医学教育委员会制定的标准,模拟训练的硬件条件和开展情况,是高等口腔医学专业办学的必需。通过在仿真头模上进行临床技能模拟训练成为口腔医学教育的最重要的方法。

  问题是,既往我们开展的口腔临床技能模拟训练都是在本科阶段教学中。而在专业硕士阶段也就是住院医师规培阶段是否需要或者有哪些技术需要进行模拟训练目前还没有共识。从对教学规律的认识出发,从临床教学的实际需求出发,我们编写了这本口腔专业硕士与住院医师规培双向接轨培养的模拟训练教材,编写者都是我们临床教学的第一线教师,项目是通过几年的教学实践遴选出来的,内容既与本科教学相衔接,也响应了近年来临床实际现状和新技术的开展。从教学效果看,以此教材为基础建立的课程,不仅作为专业学位教育的特色课程,而且是学生选修最积极的课程。课程教学中大量采用了我们自主研发的模型,这不仅满足了教学需要,而且也促进了教师的教学研究,可谓教学相长。

从这个观念上说,教与学都是动态变化的过程,都是在不断成长的过程。因此,我们希望课程建设也是探索的过程。这些训练项目是否真正适合于双向接轨培养,操作方法和训练方法是否应该进一步改进,甚或本书存在谬误,作为编者,我们真诚地希望得到前辈、同道和同学们的反馈,以改进我们的教学,也与大家一道,为口腔医学教学工作做出贡献。

孙卫斌　谢思静
2019 年 5 月

目　录

Contents

实验一
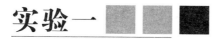
窝洞的设计与制备

【目的要求】

　　1. 掌握窝洞设计与制备的原则。

　　2. 掌握不同窝洞临床制备方法。

【实习内容】

　　1. 学习不同洞形的外形特点、制备原则和要点。

　　2. 练习制备窝洞。

【实验器材】

　　1. 口腔检查盘、高速涡轮机、低速涡轮机、各类钻针。

　　2. 仿真头模。

　　3. 仿真上、下颌牙模型。

【技术要点】

　　1. 窝洞制备的基本原则

　　①尽量去净龋坏组织。

　　②保护牙髓组织。

　　③尽量保留健康牙体组织。

　　2. 𬌗面洞形设计原则

　　①以病变为基础。

　　②外形线避开牙尖和嵴等承受咬合力的部位,外形线圆缓。

　　③侧壁与洞底垂直,近远中洞壁相互平行,颊舌壁略内倾,即洞壁与釉柱方向平行,成底平、壁直,点、线、角清晰的盒状洞形。

　　④洞缘的处理:窝洞洞缘位于自洁区,止于健康牙体组织,洞缘角的设计取决于充填材料的种类。

　　⑤制备抗力形和固位形。

　　3. 邻𬌗面洞形设计原则

　　①邻面洞的大小主要取决于病变的范围。

②邻面洞为龈方大于𬌗方的梯形。

③邻面洞龈壁位于游离龈冠方,接触点根方健康牙体组织,与邻牙至少有0.5 mm宽的间隙。颊、舌壁达自洁区,略外敞;髓壁与邻面外形一致。

④𬌗面洞为底平、壁直,点、线、角清晰的盒状洞形。

⑤𬌗面鸠尾固位,鸠尾峡位于轴髓线角内侧,宽度为颊舌尖宽度的1/4～1/3,或邻面洞𬌗方开口的1/2。

⑥阶梯结构,轴髓线角圆钝。

【方法步骤】

◆以下颌第一磨牙邻𬌗面洞形为例

1. 体位与术式

(1) 使仿真头模下颌与地面平行,高度约平肘关节,操作者位于右前方或右后方(图1-1)。

(2) 以握笔式持手机,以中指和无名指在双尖牙作支点(图1-2)。

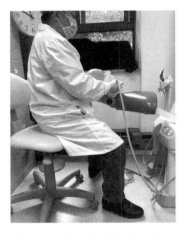
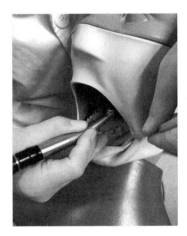

图1-1 治疗下颌牙医生体位　　图1-2 握笔式持手机支点位置

2. 制备邻面洞形　用裂钻或球钻在磨牙近中边缘嵴中份磨除牙釉质达釉牙本质界,用裂钻制备邻面洞形,从釉牙本质界逐步深入直到平齐游离龈。保持钻针与牙邻面一致向颈部倾斜,沿龈壁平面向颊、舌侧扩展至自洁区。同时,使钻针在𬌗方向中线聚合,使邻面洞形成龈方大于𬌗方的梯形洞形。龈壁宽度为1～1.5 mm(图1-3)。

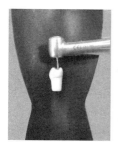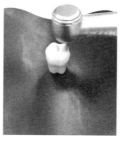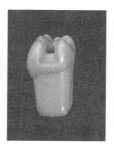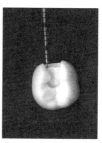

图 1-3　制备邻面洞形

（3）制备殆面洞形：用平头裂钻或倒锥钻从邻面轴壁的釉牙本质界下 0.2～0.3 mm 处，颊舌尖之间，向近中沟内扩展，避让尖嵴，在中央窝形成鸠尾。注意鸠尾峡的位置和宽度，控制裂钻扩展的方向以免鸠尾峡过宽。洞深 2～2.5 mm。髓壁与轴壁垂直而与龈壁平行形成阶梯（图 1-4）。

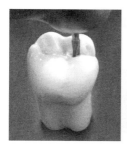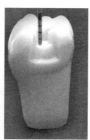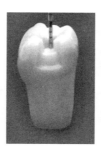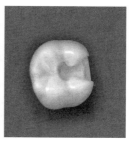

图 1-4　制备殆面洞形

（4）修整洞形：注意邻面洞的洞缘角，用小倒锥钻或平头裂钻修整洞底，裂钻修整洞壁、侧轴、龈轴线角，使点、线、角清晰，轴髓线角圆钝（图 1-5）。

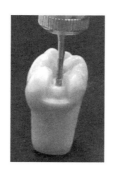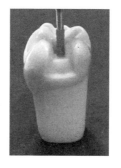

图 1-5　修整洞形

（5）作倒凹固位：在颊、舌壁与轴壁相交的侧轴线角处用细金刚砂针或小球钻形成倒凹（图1-6）。

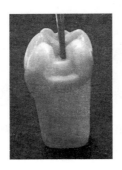

图1-6　倒凹固位

实验二

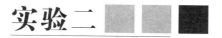

牙体粘接修复技术

【目的要求】

1. 掌握光固化复合树脂粘接修复的基本方法。
2. 掌握牙体粘接技术的操作要点和注意事项。

【实习内容】

1. 熟悉光固化复合树脂的性能,粘接修复的原理和适应证。
2. 使用光固化复合树脂充填不同洞形。
3. 演示其他临床常用充填材料和粘接系统的使用方法。

【实验器材】

1. CLINSIM 口腔综合实习机,已制备 Ⅰ～Ⅴ类洞的离体牙石膏模型。
2. 口腔检查器械一套、充填器、成形片(夹)、咬合纸、抛光碟、小毛刷、光固化灯。
3. 光固化复合树脂、酸蚀剂、粘接剂、光固化氢氧化钙、DMG 光固化复合体垫底材料(或其他玻璃离子材料)。

【技术要点】

1. Ⅰ类洞　Ⅰ类洞由于四周有壁,有洞底,其固位效果比较好,相对比较容易操作。但是Ⅰ类洞直接充填时产生聚合收缩较其他洞型更大,所以应采取"楔形分层充填"的方式以减小"C因素"对聚合收缩产生的影响。

2. Ⅱ类洞　Ⅱ类洞由于缺少邻面洞壁,充填时应注意正确恢复邻面及邻接点,同时,避免造成悬突或充填体不密合。其操作要点在于成形片(夹)和楔子的联合使用。充填前,选择合适大小的成形片和成形片夹,成形片下缘深入龈壁下,收紧成形片夹,将楔子贴紧牙颈部插入。可以用流动树脂进行衬洞,构建洞底及邻面边缘,恢复邻面邻接点,稳定成形片,然后再进行"楔形分层充填"。

3. Ⅲ类洞　Ⅲ类洞是位于前牙唇(舌)面穿通或者不穿通的缺损,不累及切缘切角。由于对美学要求较高,所以需尽量选用双色树脂对牙本质和牙釉质进行分层充填。临床常见两颗邻牙的邻接面龋坏,去腐后利用聚酯薄膜或成形片隔离邻牙并辅助成形,分别修复。修复时应注意调整光固化灯的照射位置,避免因向光收缩造成的微渗漏。对于舌侧破坏较大的患牙,应注意恢复正常的解剖形态,防止修复后前伸导致殆改变。

4. Ⅳ类洞 Ⅳ类洞由于缺损面积大,同时需要恢复切缘、邻面及唇舌面形态,并且要考虑树脂和天然牙颜色的匹配,对于技术、工具和材料都要求更高,具体可参见"实验三:前牙复合树脂分层修复术(导板修复技术)"。

5. Ⅴ类洞 Ⅴ类洞是充填后较容易出现问题的洞形,其原因有三:①检查不充分,病情判断不准确:患者虽然无自觉症状,但已经存在慢性根尖周炎,充填后造成慢性根尖周炎急性发作。②充填体脱落:由于Ⅴ类洞底多为硬化牙本质,粘接性能受到影响,且充填体长期承受牙颈部的交变应力,加之患者的不良口腔习惯等,都会造成充填体容易脱落。③术后敏感:过度酸蚀和微渗漏是术后敏感的主要原因。对于不易酸蚀的硬化牙本质层,备洞时可以适度磨除以形成新鲜的牙本质基底,然后采用自酸蚀粘接系统,以降低术后敏感的发生率。

Ⅴ类洞多靠龈缘甚至位于龈下,充填时应注意隔湿,防止龈沟液污染术区。充填前可用排龈膏或者排龈线充分排龈,上橡皮障,除去陈旧硬化的牙本质和龋坏的牙体组织,预备洞形,尽量避免形成应力集中区。选用低弹性模量的玻璃离子或复合体或流体树脂进行垫底,以补偿聚合收缩应力,然后选用合适颜色的复合树脂进行充填,可以减少边缘微渗漏和粘接失败的发生。修整形态后用探针检查龈缘处是否有悬突,然后用抛光碟顺序抛光。

【方法步骤】

1. **牙体预备要点**

①点、线、角圆钝,倒凹呈圆弧形。

②洞形预备较银汞合金修复术保守。不直接承受咬合力的部位可适当保留无基釉。龋坏范围小,可通过粘接而获得固位,可不作固位形而磨除健康牙体组织。

③洞缘釉质壁制成短斜面,增加粘接面积,使复合树脂由厚变薄逐渐过渡到正常牙面,达到美观效果,减少微渗漏。

2. **窝洞充填前准备**

①清洗窝洞。

②隔湿(棉卷隔湿、橡皮障隔湿、吸唾器)。

③窝洞干燥:棉球吸干,气枪轻吹。

④窝洞消毒:在窝洞内涂以消毒剂,如 75%酒精,气枪轻吹干窝洞。注意不用酚类消毒剂,以免影响树脂聚合。

⑤洞底封闭、垫底。

3. 保护牙髓——垫底技术(图2-1)

①缺损达牙本质中层,用玻璃离子水门汀行单层垫底;缺损达牙本质深层,近髓处用光固化氢氧化钙盖髓,再用玻璃离子水门汀垫底。

②玻璃离子水门汀对牙本质有化学粘接性能,对牙髓刺激小,且能释放氟,但机械性能不及复合树脂。将其作为垫底材料,与复合树脂联合使用,可以改善复合树脂与洞壁的密合性,阻断树脂对牙髓的刺激,此联合修复术又称为"三明治技术"。

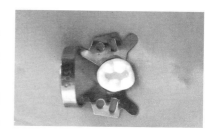

图2-1 窝洞玻璃离子垫底

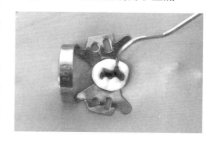

图2-2 酸蚀

4. 酸蚀(图2-2、图2-3) 将酸蚀剂均匀涂布于洞壁,酸蚀约30 s,牙本质时间略短,釉质略长,用喷水冲洗40 s,窝洞内置湿润棉球,吹干,直至釉质呈白垩色,除去棉球,再次轻吹,以达到牙釉质完全干燥、牙本质湿性粘接的效果。不同酸蚀剂,操作方法应遵照厂家的说明进行(如使用自酸蚀粘接系统,则省去酸蚀步骤)。

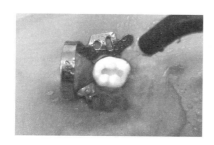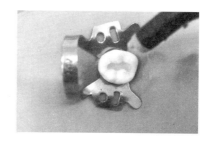

图2-3 窝洞冲洗、干燥

5. 涂布粘接剂(图2-4) 用小毛刷蘸取粘接剂,施压涂布于洞壁,同向涂布20 s,用气枪轻吹均匀,光固化10 s。

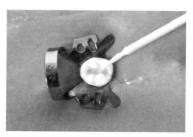

图2-4 涂布粘接剂

6. 充填固化树脂材料(图 2-5)　逐层加压充填,分层固化。每次充填约 1.5~2 mm厚度的树脂材料,光固化 20 s。光固化灯工作端距充填材料应为 2~5 mm,医师使用护目镜保护眼睛。

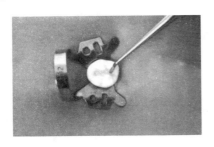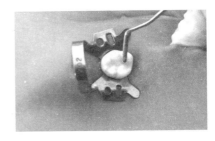

图 1-11　树脂分层充填、光照固化

7. 利用后牙树脂充填器和小毛刷修整牙齿解剖外形。

8. 修整、调𬌗(图 2-6)和抛光　用咬合纸检查有无高点并调𬌗;金刚砂针、橡皮杯、抛光碟等磨光修复体。

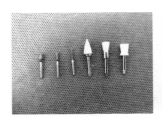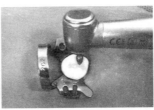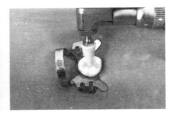

图 2-6　修整、调𬌗

实验三

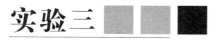

前牙复合树脂分层修复术（导板修复技术）

【目的要求】

1. 掌握前牙复合树脂粘接分层修复的基本方法。
2. 掌握牙体修复导板的制作。
3. 掌握牙体粘接技术的操作要点和注意事项。

【实习内容】

1. 学习前牙用复合树脂的类型、特点和操作技术。
2. 学习前牙缺损修复牙体预备和树脂粘接修复。

【实验器材】

1. 高速手机、低速手机，各类钻针，抛光器械（图3-1）。

2. 口腔检查器械一套，器械盒，充填器，咬合纸，抛光膏，光固化灯，比色板、前牙聚酯薄膜成形片、玻璃板、调拌刀、硅橡胶、牙线（图3-2）。

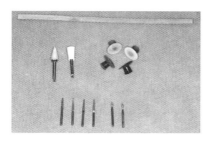

图3-1 邻面抛光条、硒粒子、橡皮杯、
抛光碟、各型金刚砂车针
（由上至下，由左至右）

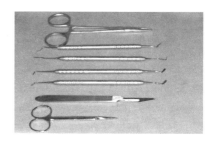

图3-2 持针器，树脂充填器，
模型修整刀片刀柄，小剪刀（由上到下）

3. 光固化复合树脂、酸蚀剂、粘接剂，光固化氢氧化钙，DMG 光固化复合体垫底材料（或其他玻璃离子材料）。

4. 上下颌模型牙一副。

【方法步骤】

1. 制备牙体缺损模型　使用锥形金刚砂车针,在上颌中切牙模型牙上制作切端 1/3 近中切角缺损(图 3-3)。

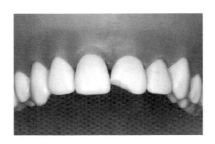

图 3-3　术前照

2. 选色　在自然光线及牙面润湿的条件下,用比色板参照正常邻牙或同名牙的颜色,选定所用材料的颜色。根据材料特点和个人喜好,可以选择牙本质色和釉质色两种色泽的树脂,或者有的树脂系统有透明色和阻射色两种色泽的材料(图 3-4)。

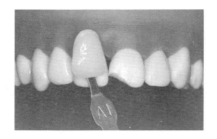

图 3-4　比色

3. 术区隔离　尽量使用橡皮障隔离患牙,如无法使用橡皮障患者则使用棉卷等充分隔湿。

4. 牙体预备　用杵形或锥形金刚砂针沿洞缘全长制备 1~3 mm 宽的洞斜面。洞斜面与牙长轴交角为 60°左右。洞斜面度按牙体缺损体积大小决定,要求斜面面积约为缺损面积的 2 倍。在近牙龈或直接受力部位,可将釉质厚度的外侧 2/3 磨成一凹面,形成与牙面成直角的洞面角,使树脂与洞缘对接(图 3-5)。

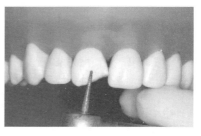

图 3-5　牙体预备

5. 保护牙髓　缺损达牙本质中层,用玻璃离子水门汀垫底；近髓处用氢氧化钙制剂盖髓，再用玻璃离子水门汀垫底以保护牙髓组织。

6. 硅橡胶导板的制作

（1）直接导板修复技术

导板制备：牙体预备后，不涂布粘接剂，在透明聚酯成形片帮助下，直接在患层堆塑树脂，外形恢复满意后，光照固化。

用硅橡胶印模材料直接取前牙腭侧印模，范围由右上尖牙区到左上尖牙区，覆盖切端约 1 mm。固化后，用刀片修整印模的中切牙切端部分，使右上中切牙的切端暴露出来，作为硅橡胶腭侧导板。用持针器去掉暂时堆塑树脂，将硅橡胶导板放于口内就位（图 3-6～图 3-9）。

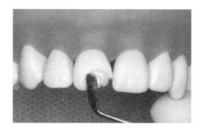

图 3-6 树脂堆塑

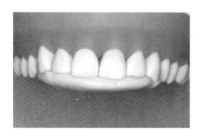
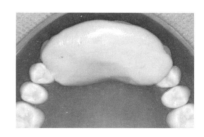

图 3-7 硅橡胶印模材料直接取前牙腭侧印模

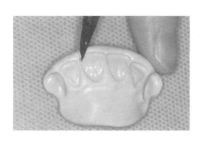
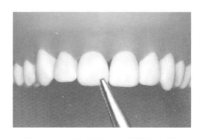

图 3-8 印模修整　　　　图 3-9 持针器去除堆塑树脂

（2）间接导板修复技术

导板制备：牙体预备后，首先用硅橡胶印模材料取全口印模；灌注石膏阳模，在石膏阳模上用红蜡修复缺损；外形修复满意后，在石膏阳模取硅橡胶印模；修整印模（同直接导板修复技术），形成硅橡胶腭侧导板（图 3‑10）。

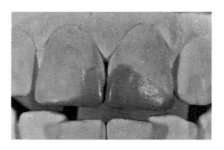

图 3‑10　石膏模型上修复缺损

7. 酸蚀　将酸蚀剂均匀涂布于洞壁，酸蚀釉质约 30 s，牙本质 15 s，用喷水冲洗 15～20 s，吹干。不同酸蚀剂，操作方法应遵照厂家标定的说明进行（图 3‑11）。

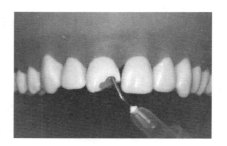

图 3‑11　酸蚀

8. 涂布粘接剂　用小棉棒将粘接剂涂布于洞壁 20 s，用气枪轻吹均匀，光固化 10 s。不同粘接剂，操作方法应遵照厂家标定的说明进行（图 3‑12）。

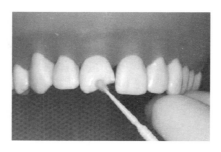

图 3‑12　涂布粘接剂

9. **导板辅助下修复舌侧釉质层**　在硅橡胶导板上用透明色或釉质色树脂堆塑舌侧釉质层,导板就位后光固化 20 s。拆下导板,检查树脂与牙面是否贴合牢固(图 3 - 13)。

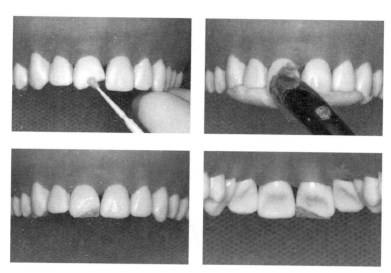

图 3 - 13　导板辅助下修复舌侧釉质层

10. **树脂分层固化修复**　逐层恢复牙本质层、唇侧牙釉质层、切缘釉质层。逐层堆塑逐层充分固化,每次光照 20 s。需用聚酯薄膜隔离邻牙并辅助成形。使用前预弯,插入两牙之间的邻面,应超过窝洞龈方和切方各 1 mm(图 3 - 14)。

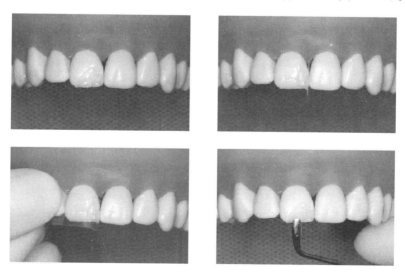

图 3 - 14　树脂分层固化修复

11. 修整、调𬌗和抛光　用桃形金刚砂车针修整前牙舌面外形,用咬合纸检查有无高点并调𬌗(图 3-15)。

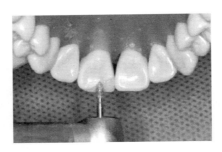

图 3-15　桃形金刚砂车针修整舌面外形

用锥形金刚砂车针修整前牙唇面,制作发育沟,车针的粒度由粗到细逐步修形(图 3-16)。

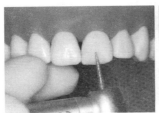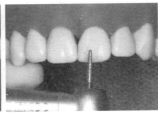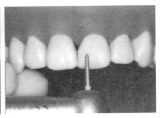

图 3-16　锥形金刚砂车针修整前牙唇面

用邻面抛光条,由粗砂到细砂对近中邻面进行修整抛光(图 3-17)。

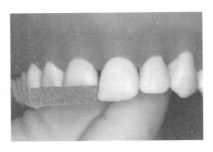

图 3-17　邻面砂条抛光

用抛光碟(由粗砂到细砂)、硒粒子或橡皮杯等磨光修复体(图 3-18、图 3-19)。

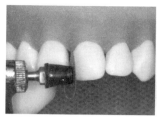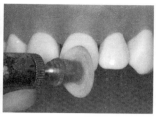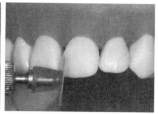

图 3 - 18　抛光碟（由粗砂到细砂）抛光

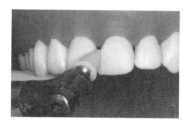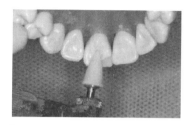

图 3 - 19　硒粒子磨光

12. 术后形态恢复　注意唇面恢复唇轴线角、切缘及近中切角形态，侧面观恢复唇面中 1/3 和切 1/3 凸度，发育沟形态和质感，舌面边缘嵴和切端厚度形态（图 3 - 20）。

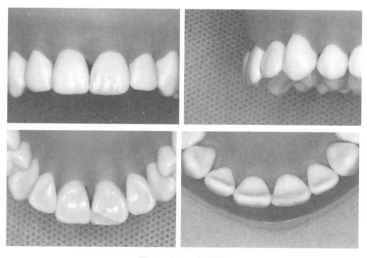

图 3 - 20　术后照

实验四

髓腔通路的预备

【目的要求】

1. 掌握各类牙髓腔解剖特点。

2. 掌握各类牙开髓洞形和方法,掌握术式、支点和体位的应用。

【实习内容】

1. 复习牙髓腔解剖形态和特点。

2. 学习髓腔预备原则、步骤及注意事项。

3. 掌握各类牙开髓洞形和方法,掌握术式、支点和体位的应用。

【实验器材】

1. 口腔综合实习机;口腔检查器械一套;高速手机、低速手机,各类钻针。

2. 离体牙模型。

【技术要点】

1. 髓腔预备原则

(1) 髓腔通路预备的形状和方向应与牙髓腔解剖形状相同。

(2) 既要将髓室顶揭除干净,又不能过大破坏健康牙体组织,要保留髓壁、髓室底和各根管口的自然形态。

(3) 形成用根管治疗器械经开髓窝洞进入根管口达到根尖的直线通路。

2. 各类牙开髓术临床要点(图 4 - 1～图 4 - 8)

(1) 上颌切牙于舌面窝中央进钻,近、远中边缘嵴之间,与舌面垂直钻至釉牙本质界时,与牙长轴平行,向深层钻入直达髓室,开髓洞形为圆三角形,三角形尖端朝向舌隆突,两腰与近远中边缘嵴平行,底边与切缘平行。上尖牙的开髓洞形近似于椭圆形。下颌切牙的开髓洞形为尖端朝向舌隆突的窄三角形,下颌尖牙的开髓洞形为颊舌向的椭圆形。

(2) 上颌前磨牙在中央窝下钻,开髓口的外形为一长椭圆形,其颊舌径为颊舌三角嵴中点之间的距离,宽度约为咬合面近远中径的 1/3。下颌前磨牙开髓洞形为椭圆形或卵圆形,位于咬合面颊尖三角嵴中下部。上颌第一前磨牙多为颊、舌双根管,注意探查舌侧根管,以免遗漏。

（3）上颌第一磨牙开髓洞形为一钝圆的三角形或菱形,上颌第二磨牙开髓洞形多为较扁的三角形。三角形的顶在腭侧,底边在颊侧,其中一腰在斜嵴的近中侧,与斜嵴平行,另一腰与近中边缘嵴平行。上颌第一磨牙注意寻找 MB2,以免遗漏。

（4）下颌磨牙开髓洞形为一钝圆角的长方形,位于咬合面近远中径的中 1/3 偏颊侧部分。开髓洞形近中边稍长,远中边稍短,颊侧洞缘在颊尖的舌斜面上,舌侧洞缘在中央沟处。下颌磨牙近中根多有两个根管,远中根较粗大,可以是一个根管或两个根管。探查时注意髓腔变异的情况,如下颌第二磨牙可有 C 型根管。

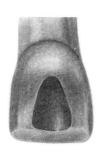
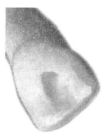

图 4-1　上颌切牙开髓洞型

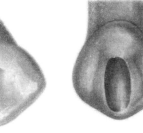
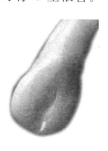

图 4-2　上颌尖牙开髓洞型

图 4-3　下颌切牙开髓洞型

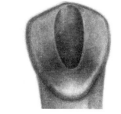
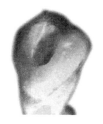

图 4-4　下颌尖牙开髓洞型

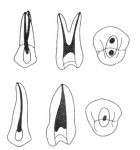

图 4-5　上颌前磨牙开髓洞形

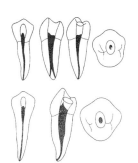

图 4-6　下颌前磨牙开髓洞形

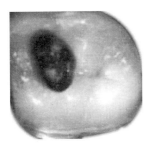
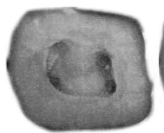
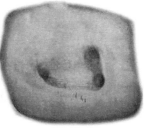

图 4-7　上颌第一磨牙开髓洞形　　　　　　图 4-8　下颌磨牙开髓洞形

【方法步骤】

1. 开髓前的准备

(1) 口腔检查,了解患牙形态、位置、牙周状态等情况。

(2) 研读术前 X 线片,分析牙髓腔形态、大小、方向、位置,根管数目和形态。

(3) 去除龋坏组织或影响开髓路径的修复体。

2. 选择合适的器械,形成开髓洞形(图 4-9~图 4-12)。

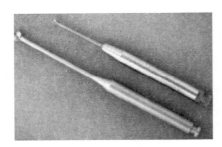
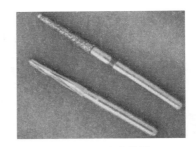

图 4-9　长柄球钻　　　　　　　　　图 4-10　安全钻针:
　　　　　　　　　　　　　　　　　Endo Z(左)和 Diamendo(右)

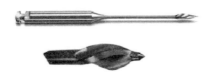
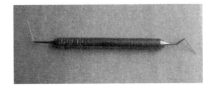

图 4-11　GG 钻　　　　　　　　　图 4-12　DG 16 探针

3. 穿通髓腔　揭髓室顶:穿通远中或近中髓角,注意体会进入髓腔时的"落空感",在沿洞口外形扩大,揭全髓室顶(图 4-13~图 4-15)。

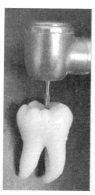
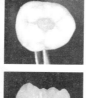
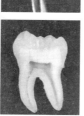

图4-13 去除龋坏组织
及影响开髓的充填物

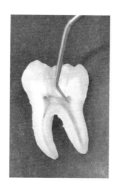

图4-14 穿通髓腔

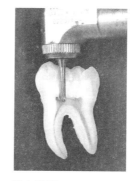

图4-15 揭全髓顶

4. 修整髓腔　用探针检查颊侧髓角处髓室顶是否去尽,用安全钻针(Endo Z 或 Diamendo 等)或长柄球钻修整髓室壁,去除牙本质突起,建立器械进入根管的直线通道(图4-16)。

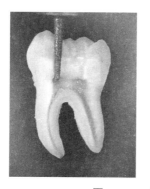
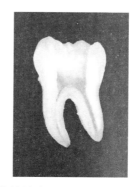

图4-16 修整髓腔

5. 清理髓腔 探查根管口：开髓过程中不断冲洗，以保持清晰的视野。用普通探针或 DG16 探针探查根管口，用小号 K 锉探查根管，检查是否可直线进入根管深部。下颌磨牙近中根多有两个根管，远中根较粗大，可以是一个根管或两个根管。探查时注意髓腔变异的情况，如下颌第二磨牙可有 C 型根管。

6. 注意事项

（1）钻针方向始终与牙长轴一致，避免形成台阶或侧穿。

（2）中老年患者下颌磨牙髓室顶、底距离较近，开髓时注意区别顶、底的形态，防止破坏髓室底或底穿。

（3）注意开髓洞形的位置在中线偏颊侧，防止形成舌壁台阶或穿孔；注意钻针方向，防止近中颈部台阶或穿孔。

实验五

机用镍钛器械根管预备技术

【目的要求】

1. 掌握根管治疗术的原理和适应证。

2. 掌握机用镍钛器械根管预备的器械和方法。

3. 基本掌握根管预备的步骤,以及弯曲或阻塞根管预备的技术要点和注意事项。

【实习内容】

1. 复习根管治疗术的原理和适应证。

2. 复习根管治疗术中根管预备技术的目的、原则,认识所需器械及其用法。

3. 学习根管预备技术的方法、操作步骤和技术要点。学习镍钛器械根管预备的原则。

4. 分别在离体磨牙,以及弯曲根管模型上完成根管预备。

5. 实习报告。

【实验器材】

1. CLINSIM 口腔综合实习机。

2. 口腔检查器械一套,高速手机、低速手机,各类钻针。

3. 光滑髓针、拔髓针,各型号 K 型扩、K 型锉、C 型先锋锉,开口锉,镍钛根管预备器械和机用马达,根管长度测量尺、冲洗空针。

4. 氧化锌粉和丁香油,生理盐水,1% 次氯酸钠,17% EDTA 凝胶。

5. 已开髓的离体上颌磨牙或下颌磨牙(固定于石膏模型),弯曲根管模型。

【技术要点】

根管预备是根管治疗的重要步骤,其目的包括根管清理和根管成形,以利于根管的清洁和根充材料在根管内形成三维严密的充填。根管预备的生物学原则:①根管预备的操作须局限在根尖狭窄部之内,避免对根尖周组织的刺激;②保持根管和根尖孔的自然形态和位置,避免发生偏移和形成台阶;③根管的冠部应充分扩大,以利于根管冲洗,以及提供足够的空间完成根管充填。

根管预备技术的几种常用方法包括:

1. **逐步后退技术**　主要适用于直根管和轻度弯曲的根管。其优点是:①不易造成根尖损伤;②易于将根管中坏死组织和牙本质残屑去除;③便于充填,防止超填。其缺点是:根管尖部的清理不够,而且当根尖预备器械的号码大于 25 号时,易出现根管偏移现象。

2. **逐步深入法**　适用于弯曲根管的预备。逐步深入法的根管预备方向与逐步后退法相反,分为冠部敞开、根中段开通、根尖段预备。此种方法有 4 大优势:①从根管的冠方到根尖方向无压力地进行根管器械操作,减少术后反应;②可以避免过早地使根管器械在冠部弯曲,从而避免或减少了这种弯曲使根管根尖部的清创和成形所受到的限制,并减少折断机会;③在预备弯曲根管前无需将器械预弯,可以避免器械的回复力;④避免反复用同一型号的锉在同一深度来回提拉及旋转的不必要操作,从而避免预备弯曲根管时形成台阶。

3. **平衡力技术**　平衡力技术是 Roane 提出的弯曲根管预备方法,使用 Flex-R锉和平衡力切削模式预备根管。平衡力切削基本方法为:顺时针旋转 1/4 圈使器械进入根管,器械的部分切刃进入牙本质;然后向下轻压,维持器械工作长度不变,逆时针旋转 1/2~1 圈切削牙本质;然后顺时针旋转向外提拉退出器械并去除器械上碎屑。Flex-R 锉的尖部呈抛物线形,在根管内只有引导作用,而没有切削效应,可以有效减少根管内并发症。平衡力切削模式是扩大法的改良,使用该法预备重度弯曲根管,其根管的解剖走向可基本维持不变。

4. **冠根向预备技术**　冠根向预备法的技术要点是根管预备从根管口向根尖方向进行,使用器械的顺序是锥度从大到小,编号从小到大,逐步深入,达根尖狭窄部,完成根管预备。目前的大多数镍钛器械都采用冠根向预备技术,各种镍钛系统根据其设计不同,其预备的方法略有不同。有以下优点:①排除根管冠部的限制,可减少根管的弯曲度,增强术者的手感;②增加根管冲洗的有效性;③在进行根尖预备前,根管的冠 2/3 得到清理,减少了根管内微生物被推出根尖孔的可能性;④减少了弯曲根管预备过程中操作长度失控的问题。

5. **改良双敞技术**:是 Saunders 提出的一种专用于预备弯曲根管的方法,基本步骤是:①敞开根管冠部;②根尖部预备;③逐步后退技术预备根管中段;④器械尖端无切削作用,平衡力切削。它融合了逐步后退法与冠向深入法的优点,其特点为:①根管冠段敞开先于根尖段预备,可减小根管弯曲度,克服了在逐步后退法中根管锉因根管冠段的阻力卡在尚未敞开的根管冠段,而达不到根管工作长度的缺点。特别是在根管冠端弯曲较明显的磨牙,优势更为明显。②根管冠段敞开后,更有利于根管冲洗液清理根尖段的坏死组织碎屑等。③在整个根管冠段敞开阶段，反复采用暂时性主尖锉预备根管，可维持根管通畅和原有形状。器械在根管内的切削模式为平衡力切削。

【方法步骤】

1. 准备器械

（1）开口锉：G钻，Introfile或Endoflare均可。

①G钻（Gates-Glidden bur）：有细而长的杆部，其尖端有一火焰状头部。刃部短，顶端为安全钝头。G钻编码为1～6号，刃部直径对应为0.5～1.5 mm，主要用于根管口的敞开及根管直线部分的预备（图5-1）。

②Introfile：为镍钛锉，锥度为11％，工作长度为19 mm，带有工作刃的长度为9 mm，尖端直径为0.22 mm（ISO 22♯），用于建立直线通路。

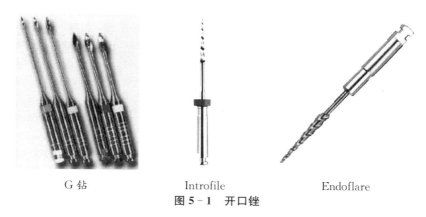

G钻　　　　　　　　Introfile　　　　　　Endoflare
图5-1　开口锉

③Endoflare：为镍钛锉，锥度为12％，工作长度为15 mm，带有工作刃的长度为10 mm，尖端直径为0.25 mm（ISO 25♯），用于建立直线通路，因相对刚度较强，使用时注意进入根管口下不应超过3 mm，以免形成台阶。使用的推荐转速为300～600 r/min，扭矩为2.5 N·cm。

（2）通畅锉：在根管预备之前，用于探查和疏通根管，了解根管的通畅性、弯曲情况以及根尖孔的大小。一般使用较小的根管锉如10号的K锉尖端2～3 mm预弯后使用（图5-2、图5-3），然后可使用机用镍钛锉进行通畅，如G-file、PathFile（图5-4、图5-5）。

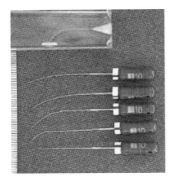

图 5‑2　K 锉

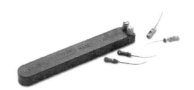

图 5‑3　K 锉预弯器

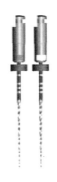

图 5‑4　G‑file

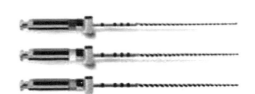

图 5‑5　PathFile

（3）机用镍钛器械：机用镍钛器械预备技术有多种,如根向技术(ProFile、K3、Revo‑S、TF),逐步深入技术、单一长度预备技术或混合技术等(ProTaper Universal、ProTaper Next、Mtwo、Wave one、Oneshape、Reciproc)。驱动装置选用扭力控制马达和与之相匹配的减速手机。

2. 髓腔预备　慢速球钻沿穿髓孔去除髓顶,使根管器械尽可能循直线方向进入根管。

3. 探查根管,确定工作长度　根据 X 线片粗估工作长度,用 10♯、15♯ K 锉探查并疏通根管冠 2/3,获得良好的冠部入路(图 5‑6)。

4. 根管入口预备

（1）G 钻:顺序使用1～3 号 G 钻预备,每换一大号 G 钻,操作长度减少 2 mm,形成根管冠部的敞开,减缓根管弯曲度,使器械易于进入弯

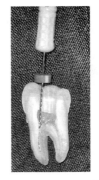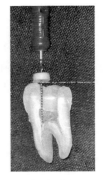

图 5‑6　根管冠 2/3 探查疏通

曲根管的根尖部,同时有利于冲洗液进入根尖部。注意每次扩锉后冲洗。

（2）机用镍钛开口锉:用 Endoflare 或 Introfile 等根管口成形器敞开根管入口,去除冠部阻力,建立冠部直线通路。进入的深度不得超过根管口下 2 mm（图 5-7）。

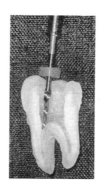

图 5-7　Introfile 敞开根管入口

5. 探查根尖 1/3 区,确定工作长度　用小号疏通锉疏通根管至根尖狭窄处,可用器械包括手用器械小号 K 锉,机用器械 G-file（12♯、17♯）,或者 PathFile（13♯,16♯,19♯）。电子工作长度测定仪配合手感法确定根管工作长度。

对于弯曲或阻塞的根管,用小号的 K 锉探查根尖 1/3。将 K 锉尖端 2～3 mm 预弯,插入根管,正、反旋转 15°～30°,向根方逐渐渗透,小幅度提拉疏通根管。S 形弯曲根管:在第二弯曲处,将锉稍微回退少许,旋转 180°,轻轻扭动,观察锉是否能到达全长（图 5-8）。

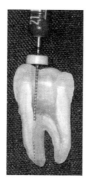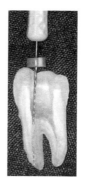

图 5-8　小号疏通锉疏通根管全长

6. 镍钛器械根管预备　遵循厂家推荐的扭力和转速,根据所使用镍钛根管预备系统的推荐使用预备技术进行根管预备。图 5-9～图 5-11 为 Mtwo 根管预备系统的使用方法。

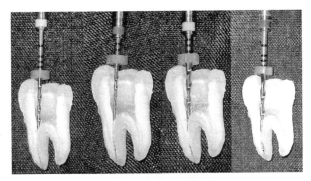

图 5 - 9　Mtwo 根管预备

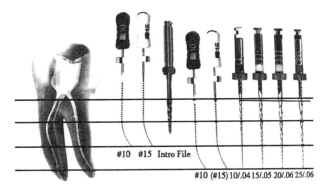

图 5 - 10　Mtwo 操作程序

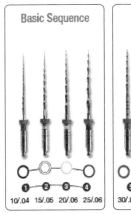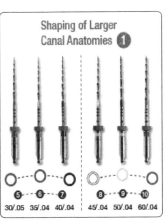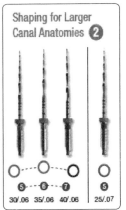

图 5 - 11　Mtwo 器械对于不同类型根管推荐使用的顺序

7. 复核工作长度。

8. 根管冲洗　根管预备中每更换一支器械均用大量根管冲洗液冲洗根管,将碎屑和感染物冲出根管,直至最后流出的液体清亮为止。注意,冲洗时避免加压。常用的根管冲洗液有:生理盐水,3%过氧化氢溶液、1%～2%次氯酸钠、0.2%氯己定溶液,或17% EDTA。

【注意事项】

镍钛器械可因扭转和弯曲疲劳因素发生折断,在临床使用中医师可通过控制这两种因素来预防和降低镍钛器械折断的发生。镍钛器械的注意事项及使用原则下:

1. 确定根管通畅　在使用镍钛器械进行根管预备之前,无论根管形态是否复杂、有无弯曲,均需先用手用不锈钢器械来疏通根管,确定根管通畅平滑,且具有再现性。有学者建议最好疏通至20♯锉,以减少小号镍钛器械扭转折断的可能性。

2. 掌握预备技术　医师应非常熟悉相关镍钛器械的性能和使用方法,并多在离体牙上训练。当掌握相关预备技术和有一定手感后再应用于临床,可减少器械折断的发生。

3. 正确选择适应证　钙化根管、有台阶形成的再治疗病例不要选用镍钛器械;对Ⅱ型、Ⅳ型等形态复杂的根管应谨慎选用镍钛器械;遇到根尖陡弯、下颌第三磨牙等复杂病例,根尖区的预备可用手用器械代替机用器械。

4. 制备直线通路　即冠部入口和根管入口的制备应有足够的大小并符合要求,以保证镍钛器械可循直线方向进入根管和根尖区,减少冠部阻力和器械所承受的应力。

5 控制扭力和转速　最好选用扭力控制马达和与之相匹配的减速手机。遵循厂家推荐的扭矩和转速。

6. 不要用力　使用机用器械时,建议采用较轻的接触而不向器械尖端加压和施力。在临床运用中过度用力是引起镍钛器械折断的主要原因之一。

7. 保持转动和移动　所有镍钛机用器械均应在转动状态下进、出根管,在根管中应保持上下移动,避免器械在根管弯曲处出现应力集中,以减少疲劳折断的发生。

8. 保证短时间　每支器械在每一根管内的工作时间不超过5 s;当器械到达工作长度后要立即退出,以降低器械疲劳折断的风险。

9. 根管冲洗和润滑　每换一支器械常采用次氯酸钠和EDTA交替冲洗根管,用小号锉疏通根管,并保持根管的润滑,可降低器械折断的风险。

10. 随时检查器械　每次使用前后均应清洁和仔细检查器械,一旦发现变形即应丢弃。

11. 控制使用次数　通常建议镍钛机用器械预备4～5颗磨牙后即丢弃。然而在遇到根管重度弯曲的病例时,要使用新器械且预备一次后即应丢弃。

实验六

根管系统的三维充填与封闭

【目的要求】

1. 掌握根管充填的目的和时机。
2. 掌握根管充填所需器械及用法。
3. 掌握连续波热牙胶垂直加压法根管充填的步骤和技术要点。

【实习内容】

1. 复习根管充填术的目的、时机,认识所需器械及其用法。
2. 学习热牙胶根管充填技术的分类和技术要点。
3. 分别在离体上颌中切牙、上颌前磨牙、上颌磨牙、下颌磨牙上完成根管充填。
4. 实习报告。

【实验器材】

1. CLINSIM 口腔综合实习机。
2. 口腔检查器械一套;敷料盒,挖匙,酒精灯;高速手机、低速手机,各类钻针。
3. 光滑髓针、根管长度测量尺、根管充填侧压器、垂直加压器、冲洗空针。
4. 75%酒精,生理盐水,牙胶尖,纸尖。
5. 已完成根管预备的离体上颌中切牙、上颌前磨牙、上颌磨牙、下颌磨牙(离体牙石膏模型)。

【技术要点】

1. 根管充填的目的   消除冠部和根尖周组织进入根管系统地渗漏途径,严密封闭根管系统,预防再感染,为根尖周组织病变的愈合创造有利的生物学环境。
2. 根管充填的时机   患牙无自觉症状,临床检查无异常表现,根管已成形,根管内清洁,无异味或渗出。

【方法步骤】

1. 充填前的准备
(1) 选择主牙胶尖(图 6-1):使用镍钛根管预备器械进行根管预备后根据根

管的形态和长度选择相应锥度的牙胶尖为主牙胶尖,做好长度标记后插入根管拍摄 X 线片检查。如果主牙胶尖距根尖 0.5 mm,回拉有阻力,主牙胶尖锥度与根管基本一致,主牙胶尖在根尖区与根管壁相接触,可进行下一步骤操作。如主牙胶尖短于或超过要求长度,则应仔细辨别原因,并更换新的主牙胶尖、用刀片修剪主牙胶尖。主尖选择、修改完成后,用 75%酒精或 2.5%~5%次氯酸钠溶液消毒、干燥备用。

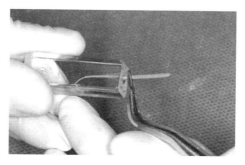

图 6-1　选择主牙胶尖

　　(2) 选择垂直加压器(图 6-2):垂直加压技术使用的加压器是垂直加压器,目前市场上有多种型号垂直加压器。在一个特定根管的根充中至少需要 3 种直径的加压器,即小号、中号及大号垂直加压器。可选择 2~3 个垂直加压器,一个与根尖部 2~3 mm 处相适合,另两个分别与根尖 1/3 和根中 1/3 相适合。要求垂直加压器既能在根管内无妨碍自由上、下运动,又不会接触根管壁。垂直加压器直接对根管壁进行加压,可能造成根折。可在垂直加压器进入根管的最深处做标记,防止垂直加压器接触到根管壁。

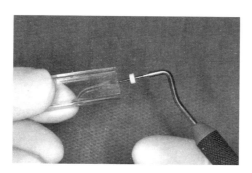

图 6-2　选择垂直加压器

　　(3) 选择携热器(图 6-3):在选择垂直加压器的同时也选好携热器(如 Touch-N-Heat),用于连续加热、加压。

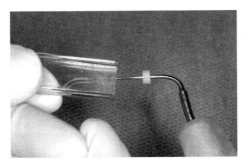

图 6-3　选择携热器

（4）根管准备：在根管充填前需要对根管进行最后消毒干燥。常用消毒剂为2.5%~5%次氯酸钠溶液。用纸尖干燥根管（图6-4）。

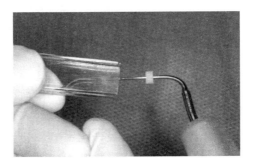

图 6-4　干燥根管

（5）调制根管封闭剂（图6-5）：热牙胶冷却后会有少量收缩，使用封闭剂能取得更好的根尖封闭效果。

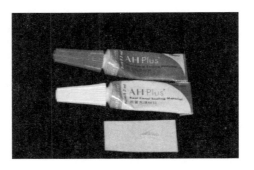

图 6-5　AH Plus 根管充填糊剂

2. 根管充填

（1）涂根管封闭剂（图6-6）：可用扩孔钻、螺旋充填器、主牙胶尖或超声器械将根管封闭剂送入根管内。垂直加压热牙胶时可在根管壁上留下一薄层根管封闭剂，多余的根管封闭剂主要向冠方移动。

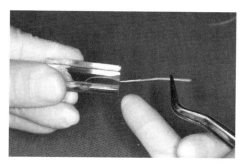

图 6-6 涂根管封闭剂

（2）放置主牙胶尖（图 6-7）：将消毒后的主牙胶尖中下段蘸一薄层封闭剂，缓慢（避免气泡产生）插入根管内至工作长度，以防止根尖区堆积过多封闭剂。

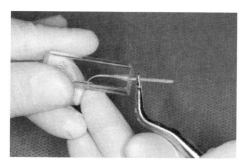

图 6-7 放置主牙胶尖

（3）充填根尖 1/3（图 6-8）：用加热的携热器去除根管口外的多余牙胶，继而由冠部向根尖部边加热边加压，使携热器工作端进入根管，在距离携热器工作端即将达到预先标记长度 2 mm 即停止加热并保持向根尖方向的压力片刻直到标记长度处，再加热 1 s，停留 1 s，断面下方 3～5 mm 的牙胶因受热而软化，用大号的垂直加压器向根尖方向多次均匀加压。垂直加压器的钝头在主牙胶尖的中心留下一个深的印痕，四周的牙胶向内弯曲并填补中央的空隙，同时整个牙胶向根尖和侧方移动，使颈 1/3 的侧支根管被充填。随后，热器械插入根管再移去约 3 mm 的牙胶，用中号和小号垂直加压器按前述方法按压，反复操作直至根管尖部 3～4 mm 区域被牙胶充分、致密地充填。由于加热一次只有 3～5 mm 的牙胶被软化，因此在操作过程中不要急于对根管全长加压。加压时要求动作缓慢，使牙胶贴合根管壁和根管不规则部分。当根尖部分充填结束后，主根管内除了根尖部分有致密的充填材料外,中上段应该是空的。

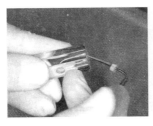
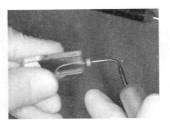
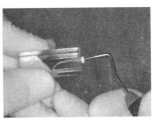

a. 去除根管口多余牙胶　　　　b. 由冠部向根尖部　　　　c. 垂直加压器
　　　　　　　　　　　　　　　 边加热边加压　　　　　　 向根方均匀加压

图 1‐80　充填根尖 1/3

注意:①携热器工作端在根管内的加热时间不能过长,以免引起牙周膜的热损伤。②加热变软的牙胶应使用垂直加压器压紧,以免出现气泡和缝隙。③携热器的工作端进入根管内的深度应达根尖冠方 3~5 mm,既避免加热过深造成超充,也要避免加热造成根尖部充填不密合。④可拍 X 线片检查根尖部的充填情况。

　　(4) 充填根管冠方(图 6‐9、图 6‐10):目前,回填技术一般采用热牙胶枪注射技术,如 Obtura Ⅱ,其方法为:将牙胶置于热牙胶注射枪内加热到要求的温度,将注射枪的工作端插入根管内与已充填牙胶相连接,边注入流动的热牙胶,边回退,而后用手用垂直加压器压紧已注入的热牙胶,以免产生空隙,如此反复 1~2 次,直至整个根管被完全充填。最后拍摄 X 线片确认充填的质量。

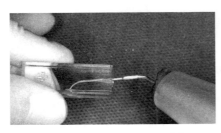
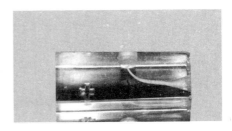

图 6‐9　根管冠部充填

　　(5) 完成根管充填和髓室充填用酒精棉球将残留在髓室内的封闭剂和牙胶清除,拍术后 X 线片,暂封或永久充填。

　　(6) 拍 X 线片(术后片)检查根管充填情况。①恰填:根管内充填物恰好严密填满根管,充填物距根尖端 0.5~2 mm,且根尖部无 X 线透射的根管影像。②欠填:根管内充填物距根尖端 2 mm 以上,或在充填物根尖部仍可见 X 线透射的根管影像。③超填:根管内充填物不仅填满根管,而且超出了根尖孔,进入根尖周组织和(或)根尖周病损区。

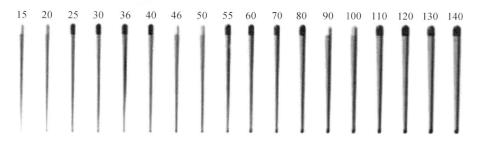

15　20　25　30　36　40　46　50　55　60　70　80　90　100　110　120　130　140

a. 各类牙胶尖

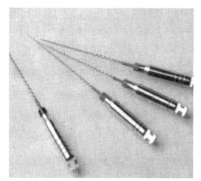

b. 螺旋充填器

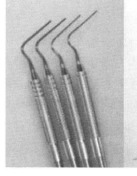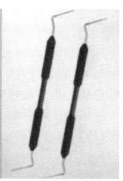

c. 垂直加压器

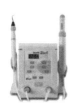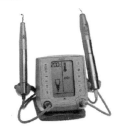

d. 各型热牙胶充填设备

图 6‑10　根管热牙胶充填相关器械图

实验七

手术显微镜下
根管系统的初步探查

【目的要求】

1. 了解手术显微镜的结构。

2. 掌握手术显微镜下寻找上颌第一磨牙MB2根管的方法。

3. 掌握手术显微镜下使用超声器械取根管内折断器械的方法。

4. 了解手术显微镜下在根尖手术、根管壁侧穿的探查和修补中的作用。

【实习内容】

1. 学习手术显微镜的结构、使用及保养方法,及其在牙髓病治疗中的作用。

2. 掌握手术显微镜操作体位、显微镜焦距调整、图像采集以及镜下目标的定位和口腔科显微器械的使用。

3. 学习运用手术显微镜寻找上颌第一恒磨牙的MB2根管口。

4. 学习运用手术显微镜和超声器械取根管内折断器械。

【实验器材】

1. 口腔综合治疗仪、口腔检查器械一套(口镜、探针、镊子)、离体牙、高速手机、低速手机,各类钻针、口腔科手术显微镜、显微用口镜、超声根管治疗装置、橡皮障系统、DG16、显微探针、显微 K 型根管锉(microopener)、显微 H 型根管锉(microdebrider)、三氧化矿物聚合体(mineral trioxide aggregate,MTA)输送器、微冲洗器和微吸引器(图 7 - 1,图 7 - 2)。

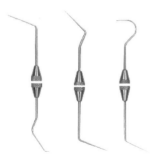

图 7 - 1　DG16/17、DG16、
　　　　　DG16/23 探针

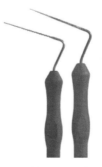

图 7 - 2　左侧为显微 H 型根管锉(microdebrider),
　　　　　右侧为显微 K 型根管锉(microopener)

【技术要求】

讲解手术显微镜结构　手术显微镜主要由支架系统、光学放大系统(镜体)、照明系统组成。

(1)支架系统:支架系统用于支撑并保证显微镜的稳定工作。支架需要具备良好的稳定性,避免显微镜在使用时因晃动而影响观察。同时又要确保显微镜的镜体能够在各方向自由调节移动。

(2)光学放大系统:光学放大系统包括目镜、物镜、放大转换器3个部分。目镜通常为10~12.5倍的双筒目镜,有固定45°或可进行0°~180°倾斜角变化两种形式。普通手术显微镜的物镜通常为250 mm固定焦距。显微镜只能在固定距离获得清晰的对焦成像。高端显微镜的物镜可以在一定范围内变换焦距,操作更加便利。放大转换器位于目镜和物镜之间的镜筒部分,可进行3~6级的手动变倍或电动连续变倍,使总的放大倍数在2~30倍间转换。光学放大系统上还可以根据需要加装助手镜、照相机或摄像机等不同的配件。

(3)照明系统:显微镜的光源经光纤传输,通过一组镜片反射后进入术区,术区的光线经过物镜和放大系统后进入目镜,便于观察。手术显微镜的照明系统光源可采用卤素灯、氙灯或LED灯。卤素灯提供的是色温在3 200 K的黄色光源。氙灯提供的是色温在5 500 K的纯白光,物体的色彩还原最为真实,视野更为明亮。LED灯是纯白的冷光源,使用寿命长。光线强度可以通过特定的旋钮进行调节,放大倍数越高,需要的光线强度越大。

【方法步骤】

1. 练习手术显微镜的使用方法(图7-2)

(1)调整操作者椅位的高度、位置。最优的角度是口镜与显微镜的物镜成45°角,同时,患者没有任何不舒服的感觉。上颌牙弓很容易达到这个要求。基本上,患者的头位应调整到上颌牙弓和目镜成90°角,在这样的位置,口镜的放置很容易接近45°角,有利于观察到术区。

(2)设置调节显微镜瞳距和物距。设置放大倍数,低倍数(3~8倍)用于定位视野,中倍数(8~16倍)适用于多数临床治疗,高倍数(16~30倍)用于观察患牙和根管内的细微结构。调节显微镜角度,显微镜物镜与地面呈80°~95°角,双目镜与地面呈165°~185°角。口镜与显微镜主体约呈45°角,并通过反射达到最佳视角。

(3)调节患者体位、患者头位、口镜位置、物镜位置,确定观察物在视野中央。术者取坐位,头、颈和腰背自然直立,活动范围约位于10点~12点位置。患者取卧位或半卧位,调整患者头位使口镜与物镜约呈45°。根据不同的操作区调节相应椅位。

（4）调整瞳距，用双眼观察视野，避免单眼操作。

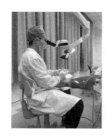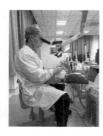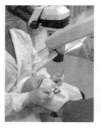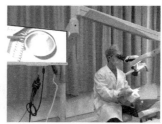

图 7-2　术者体位

2. 显微镜下观察和辨认髓室。

3. 超声工作尖清理髓室钙化物并定位根管口。

髓腔钙化比较严重时，根管口可能被完全覆盖。在显微镜中高倍放大条件，根据经验判断出可疑点，并用直头的 DG16 探针和根管口锉探查。可在显微镜下使用超声工作尖 ET18D（图 7-3），在可疑点除去 2 mm 的牙本质，再用 DG16 探查。超声工作尖比圆钻小，并且超声工作尖表面的镀层和多种形状可以更精细的去除髓腔内的继发性牙本质和钙化物。这些操作建议在显微镜下进行，细微而精确地切割能有效地防止髓底穿孔。

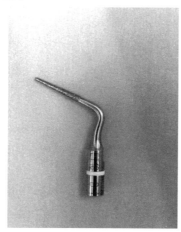

图 7-3　ET18D

4. 镜下寻找根管口（以 MB2 为例）（图 7-4）

（1）在离体上颌第一磨牙𬌗面开髓，进行髓腔的冠部预备，保证各根管的入路为直线通路，冲洗髓室，使各根管口暴露清楚。

（2）镜下探诊探查髓室底，寻找定位各根管口。

（3）镜下在近颊根管与腭根管口连线的近中侧仔细寻找和辨认 MB2 根管口，

MB2 根管口可位于近中颊根管口的舌侧 0.5～2 mm 的范围内。找到后用 10♯ K 锉进入根管。若 10♯ K 锉无法进入根管,则用小球钻或相应型号的超声器械去除根管口的部分牙本质,待器械深入根管口内 1～3 mm 后再用小号 K 锉继续深入根管。去除牙本质时要注意防止在根管壁及根分叉处发生侧穿。

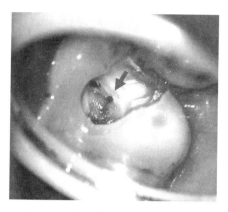

图 7‐4　右上第一磨牙 MB2(箭头)

5. 通过示教及教学资料,了解手术显微镜在根管预备并发症处理,包括取折断器械、侧穿的定位与修补、C 形根管的诊断以及在根折检查中的作用。

实验八

根尖屏障术

【目的要求】

1. 掌握根尖屏障术的原理和适应证。

2. 了解根尖屏障术常用生物材料及其组成、基本性能及特点。

3. 初步掌握根尖屏障术的操作技术。

【实习内容】

1. 复习根尖屏障术的原理、适应证。

2. 介绍根尖屏障术常用生物材料如 MTA 的组成、基本性能及特点。

3. 在离体下颌前磨牙上行根尖屏障术。

【实验器材】

1. CLINSIM 口腔综合实习机;口腔检查器械一套;高速手机、低速手机,各类钻针;橡皮障套装。

2. 冲洗空针,挖匙,水门汀充填器,75%酒精,生理盐水,生物材料(如 MTA),MTA 输送器,垂直加压器,热牙胶,玻璃离子水门汀、3M 复合树脂。

3. 仿真头模,上颌中切牙模型牙(有根管)或离体牙。

【技术要点】

1. 根尖屏障术的原理   根管治疗的目的是阻断病原刺激物进入根管及根尖周组织,为达到严密的根管充填效果,根管必须具备良好的屏障作为根管充填的止点。根尖屏障术是将无机三氧化聚合物 MTA 置入根尖部位,待其硬固后形成根尖止点,达到根尖封闭的效果。

2. 适应证   牙髓坏死或伴有根尖周炎,根尖孔未发育完全的恒牙,以及进行过长期的根尖诱导但未能形成根尖屏障的恒牙。

【方法步骤】(图 8-1～图 8-10)

1. 清理根管   橡皮障隔湿,常规备洞开髓,使器械循直线方向进入根管。清理根管,去除根管内坏死牙髓组织。测量工作长度并拍试尖片确认。由于患牙根管壁较薄,避免过度使用机械预备。

2. 根管化学预备   患牙根管尖部粗大,利用常规的器械预备难以彻底清除感染,因此,化学预备对于此类根管的清理至关重要。可采用次氯酸钠溶液或氯己定结合超声反复冲洗根管。对于有根尖周病变患牙,可利用 $Ca(OH)_2$ 糊剂对根管进行药物消毒,直至根尖周炎症控制为止。

3. 置入 MTA　干燥根管后,在手术显微镜下以专用 MTA 输送器将新鲜调制的 MTA 置于根尖部,将垂直加压器做好标记,适当加压,直至将根尖段 $4\sim5$ mm 填充密实,用纸尖或小毛刷清理根管壁中上段多余的 MTA。置湿棉球于根管中上段,但勿将小棉球与 MTA 接触。暂封开髓孔,拍 X 线片确认 MTA 位置及充填质量。MTA 固化需要 $4\sim5$ 小时(临床上,可以在根尖屏障术后 $1\sim2$ 天复诊)。

4. 根管充填　拆除封药,使用根管锉探查 MTA 是否硬固,若尚未硬固,需再次清理根管,重新植入 MTA。若 MTA 已完全硬固,形成良好的根尖止点,采用热牙胶注射技术严密充填根管。

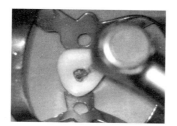

图 8-1　根管预备

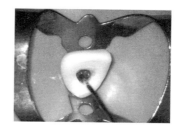

图 8-2　根管冲洗

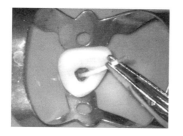

图 8-3　根管干燥

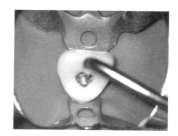

图 8-4　置入 MTA

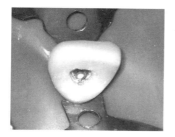

图 8-5　置入 MTA 后

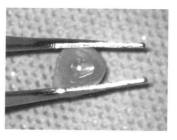

图 8-6　置入 MTA 后根尖孔所见

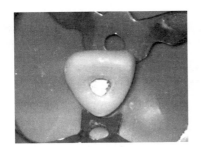

图 8-7　根管充填

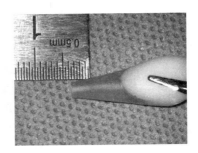

图 8-8　根尖段 MTA 厚度

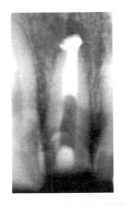

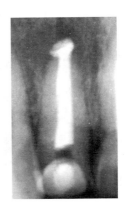

图 8-9　放置 MTA 屏障　　图 8-10　根管充填后

【注意事项】

1. 严格遵循无菌操作原则,尽量使用橡皮障进行术区隔离。
2. 在治疗全过程中尽量减少创伤十分重要。

实验九

根管再治疗术

——牙胶的去除与阻塞根管的疏通

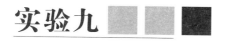

【目的要求】

1. 掌握根管非手术再治疗术的适应证和评估。
2. 掌握根管非手术再治疗时牙胶的处理方法。
3. 了解根管非手术再治疗时折断器械、根管壁侧穿和根管偏移的处理方法。

【实习内容】

1. 掌握根管非手术再治疗术的适应证和评估。
2. 掌握根管非手术再治疗时牙胶的处理方法。
3. 了解根管非手术再治疗时折断器械、根管壁侧穿和根管偏移的处理方法。
4. 实习报告。

【实验器材】

1. CLINSIM 口腔综合实习机。
2. 口腔检查器械一套；高速手机、低速手机，各类钻针。
3. H 型锉、K 型锉、C 型先锋锉、G 钻、根管长度测量尺、冲洗空针；镍钛根管再治疗器械和机用马达。
4. 生理盐水、氯仿、1％次氯酸钠、17％ EDTA 凝胶、MTA。
5. 口腔科手术显微镜、显微用口镜、超声装置、DG16、显微探针、垂直加压器。

【技术要点】

1. **根管再治疗的适应证**　对于根管治疗后疾病的处理，选择根管再治疗和根尖外科手术治疗，临床研究结果显示两者间治疗效果没有明显差异。因此对根管治疗后疾病治疗方案的选择主要取决于根管充填的质量、医疗单位的技术水平、医疗设备条件，以及患者对手术风险和治疗费用的评估。

以下几类情况在患者同意的前提下，术前评估经根管再治疗后可提高根管治疗质量，应首选根管再治疗。

根管治疗后出现临床症状和体征的患牙，包括根管感染引起的疼痛、牙龈肿胀、瘘管、叩痛和压痛。X线片检查患牙根管充填不良,经评估通过根管再治疗能够提高根管治疗的质量,该类病例应首选根管再治疗。

(1)由根管感染所引起的根尖周病损未愈合并扩大的根管治疗牙。

(2)由根管感染所引发根尖周新病损的根管治疗牙。

(3)根管治疗后4~5年根尖周病损仍持续存在的根管治疗牙。

(4)根管治疗牙旧的修复体出现破损和裂隙,唾液进入根管系统超过30天,尽管原根充质量好,但在重新进行冠修复前需根管再治疗。

(5)根管欠填的患牙,尽管无根管治疗后疾病临床症状和体征,在做新的修复体前应考虑根管再治疗。

(6)根管治疗4年后需重新进行根管桩和冠修复的患牙,即使根管充填恰填、根尖无病损、临床无症状,患牙需进行根管再治疗作为预防根管治疗后疾病发生的措施。根管治疗后时间越长,根管内根充糊剂降解的可能性越大,根管封闭性越差,在根管桩道预备安装以及冠的牙体预备和安装过程中,口腔中的微生物可能进入根管到达根尖周组织,引起根尖周组织的病损。因此该类患牙在进行新的桩冠修复时,应考虑根管再治疗,去除旧的根充材料,重新封闭根管系统。

2. 根管再治疗的术前评估 根管再治疗的目的是保存患牙在口腔内行使功能。因此其治疗同一般根管治疗相同,彻底的根管预备、根管消毒和根管的严密充填。能够达到这些要求,治疗效果一般都佳。如果病例选择不当,可能造成治疗次数增加,甚至拔牙。在进行根管再治疗前,应做以下评估。

(1)患牙的保存价值:治疗后患牙恢复咬合咀嚼功能的价值进行评价。其次能否获得患者的大力配合。

(2)患者的全身状况:患有全身疾病的患者,在全身疾病治疗控制后再行根管再治疗。根管再治疗没有绝对的禁忌证。但是妊娠前3个月和临产的最后1个月应避免。糖尿病、结核、重度贫血患者,修复力较差,根尖周组织修复困难。血友病、白血病、紫癜等患者,这些疾病与根管再治疗的选择没有关系,但不能拔牙,只能进行保守治疗。

(3)患牙的状况

①根管充填材料能够取出。

②根管预备能到位。

③X线片根尖透射影未到根长的1/3。

④根管内的根充材料、分离器械不会进入根尖周病变区内。

⑤髓室底无大的穿孔。

⑥牙根中份到根尖部根管壁无侧穿孔。

⑦根尖周牙槽骨吸收未达根长的1/2。

⑧牙齿松动度Ⅱ以下。

⑨牙周袋与根尖周病变未交通。

根据以上条件选择根管再治疗的患牙,在进行治疗前,应充分与患者交流沟通,包括患牙病情、治疗方法、可能遇到的并发症、疗效及费用,在患者知情同意后,签署书面的知情同意书,再进行相应的治疗。

【方法步骤】

1. 牙胶的去除 根管长度、横断面的大小和弯曲度的不同,去除牙胶的难度也有所不同。不管采用哪一种方法,最好渐进性去除牙胶,防止不小心将刺激物推向根尖。实际操作中,可以将根管分成3段,先将冠端1/3的牙胶去除,然后是中1/3,最后是根尖1/3。在相对粗大而直的根管,有时候用一根器械一次即可将一根牙胶尖取出。对于其他的根管,有许多可能取出牙胶的方法,包括旋转锉法、超声器械法、加热法、手用锉加热或化学去除法、纸尖蘸化学试剂去除法等。对于具体的病例,先阅读术前X线片,临床上估计根管口的直径(重新进入髓腔之后)后再选择最佳方法。有时需要将几种方法联合使用,这样可以安全、有效而且可能彻底地去除根管系统内的牙胶和封闭剂。

(1)溶解剂法

①将溶解剂如氯仿滴入打开的髓腔根管口内牙胶经1~2 min溶解变软(图9-1)。

②使用15♯或20♯K锉从根管侧壁进入根管内,用左右旋转的手法逐步深入,建立通道(图9-2)。

③用一支相应号数的H锉从根管侧壁通道进入根管,探入到较软化的大团牙胶中整根取出来(图9-3)。

④注意事项:注意在使用溶解剂取牙胶的操作中,在根尖孔附近使用溶解剂,必须小心地避免该化学物质超出根尖孔而导致严重的术后不适症状;还需注意要防止溶解剂接触到橡皮障上,因氯仿能使橡胶变性溶解成洞;如溶解剂不能快速溶解牙胶,可用20~30号的扩大针穿扩入牙胶里,使溶解剂伴随之深入到大团牙胶中加速其溶解。

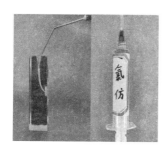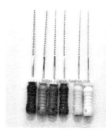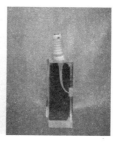

图9-1 溶剂法溶解牙胶　　　图9-2 K锉疏通根管

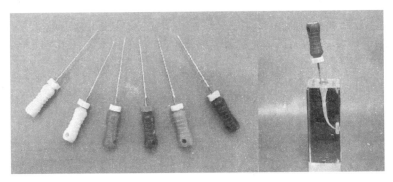

图 9 - 3　H 锉去除软化牙胶

（2）加热法:在较粗的根管中,可采用加热法快速取出牙根冠端 1/2~2/3 的牙胶。

①使用加热的器械如侧压器或垂直加压器或是电加热器（Touch-N-Heat,或 System B）携热头,器械加热后插到牙胶的冠方,停留 1~2 s,马上拔出即刚好能带出牙胶（图 9 - 4）;不断地重复加热、取出操作,可使根尖部牙胶变软便于取出。

②手用扩大器械或机用旋转器械旁路通过并取出根尖部残余的牙胶。注意当原根管预备不足或进入有阻力时禁用机用器械。

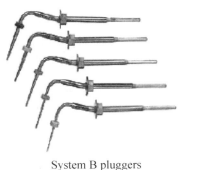

System B pluggers

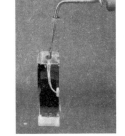

图 9 - 4　携热头去除冠部 1/3 牙胶

（3）机械钻磨法:粗大根管中,可以利用 G 钻去除牙胶尖,根管中部 1/3 及尖部 1/3 充填物或使用多种有机溶剂都无法溶解根管内充填物时,可用旋转器械或超声器械等将固化糊剂钻磨出来。在显微镜下使用超声器械清除残余的根管糊剂或水门汀非常有效（图 9 - 5、图 9 - 6）。

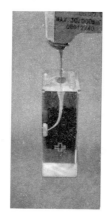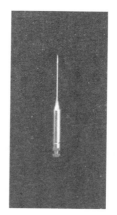

图9-5　G钻去除冠部牙胶

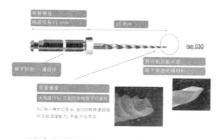

再治疗器械 Protaper universal D

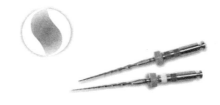

VDW再治疗锉

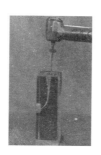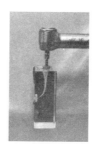

图9-6　根管再治疗锉去除牙胶

　　(4)纸尖/棉捻吸出:该方法常用于取牙胶的最后步骤,即将牙胶溶解剂(如氯仿)滴入髓腔或根管内,用纸尖吸取出根管系统中溶解的残余牙胶,重复操作直至纸捻上不再沾有牙胶。较粗大的根管可用卷制的棉捻蘸取牙胶溶解剂反复进行擦拭。

　　(5)掏取断离器械的操作步骤:根管直线通路制备完成后,也可用手用器械旁路通过断针,一旦取得旁路通过,要小心地扩备取出断离器械大空间,放入15♯标准超声锉尖,在适当的超声功率(不可超出推荐使用的范围)下震动出断离器械。

2. 阻塞根管的疏通和预备

(1)阻塞根管疏通技术

①预备扩大根管冠方通畅部分,并用次氯酸钠冲洗根管冠部。此操作步骤为预弯后的锉尖进入根管提供冠部空间(图9-7)。

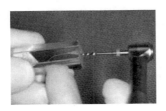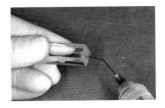

图9-7 使用 Introfile 预畅根管冠方,大量冲洗

②选用手用通畅锉08♯、10♯或15♯,参照预计的根管弯曲度预弯锉尖端2 mm,做好止动片朝向标记;尝试将锉轻轻地探入滑进根尖区,直至达到工作长度。注意选用可达工作长度的最短标准锉,因手指越近锉尖端手感越敏锐;通畅锉多选用10♯锉(图9-8)。

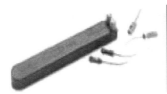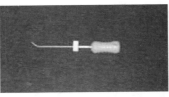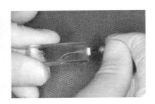

图9-8 左为预弯 K 锉,中为 K 锉尖端 2～3 mm 预弯,右为预弯后 K 锉进行探查

③如果前一步疏通失败,停止继续扩入,可再将锉尖稍稍加大预弯角度,在根管内阻塞台阶区域周围各方向上反复探找;可先使锉的预弯方向朝向预计有希望疏通过的方向,根尖远中、近中、颊、舌各方向分别做探找,解剖学上根尖孔开口多朝向远中向。

④在探找、疏通根管末端过程中,手法应轻巧,用很小的上下提拉幅度,以轻轻地"啄击"(pecking strokes)方式,手感进入根尖部时"粘住"的感觉。注意使用提拉幅度短小的"啄击"手法更为安全,也能有效地将冲洗液带到根管更深处,增加疏通的可能性。

⑤当感觉锉已被"粘住"、锉柄可"站住"摆动,即进入深部根管后,要用最小的顺逆时针来回旋转的动作继续推入根尖区。此时动作手法要轻柔,一定不要过度旋转锉,以防因扭力过大使锉折断。

⑥不断反复地施用小幅提拉锉动作,进一步疏通根管:轻轻地旋转推进,而后

向冠方提拉,再推进,再提拉,直至达工作长度。注意疏通开始时每次将锉轻轻地、准确地移动 1～2 mm 幅度,当锉提拉顺畅后,加大上下提拉锉动幅度到 2～3 mm;进而提拉锉动幅度加大到 3～4 mm,最后直至锉能顺畅地滑动到终点。

疏通过程中,使用比开始用的更小号的扩锉,如 08♯ 或 06♯ 锉,可能更易于进入根管。可经常地拔出扩锉看它的弯曲方向来预测根管形态。当根管严重堵塞时,可配合用糊状 EDTA,采用相同技巧疏通根管。

(2)根管壁台阶的处理技术:根管预备过程中出现的根管内部偏移即台阶,台阶多位于弯曲根管的外侧壁,常因首次治疗中工作长度变短和碎屑堵塞根管所致。多数台阶用疏通根管的技术可成功地旁路通过。一旦预弯的锉尖进入台阶的根尖方,锉的上下提拉幅度要尽可能短小,使锉尖保持在台阶的根方不移出;当提拉疏通无阻力时再稍微加大提拉幅度,直至锉磨平和消除部分或全部台阶重新达到工作长度。

当台阶用小号的通畅锉通过后,下一步建立 10♯ 锉的根管通路;之后建立 15♯ 通路,必要时可疏通到 20♯ 锉。注意可轻轻地将 10♯ 锉通出根尖孔 0.5～1 mm,即扩大根尖孔到 0.12 mm,为使 15♯ 锉更顺畅进入。

当台阶过宽大时,术者根据据 X 线片所示牙根牙本质壁的厚度,为防止管壁预备过薄或穿孔最大限度地保留牙本质,可选择不完全消除台阶。此时预备后的根管充填试主牙胶尖可能较困难,可将主尖仿照根管弯曲度做预弯,或主尖尖部放置 70% 异丙醇数秒使其更坚硬,再按根管的弯曲朝向放置主尖。

(3)根尖偏移的处理:解剖根尖孔开口的部位可因不当的根管预备造成根尖偏移,即根尖孔的锯开、拉链状或泪滴形改变。发生根尖偏移,根充牙胶尖无止点,导致难以三维完满封闭根管。对不同程度的根管偏移采用不同的处理技术

①对轻度偏移的处理,可尝试重新在根尖孔冠方预备出根尖抵抗形态,并进行常规根管充填。

②中、重度的偏移往往根尖形态呈反转(喇叭口状根尖孔)结构,并伴有根尖区潮湿、出血多,常无法再预备出止点的抵抗形态。此时,根尖区充填需选用隔挡材料控制出血和形成止点,隔挡材料首选 MTA。

MTA 粉末可与麻药或蒸馏水调和成适当稠度,用专用输送器或其他替代器械取拿起 4～5 mm 长 MTA 柱,送进预备好的根尖区,可用适合的非标准牙胶尖做加加压器,将 MTA 轻捣并慢慢夯实。

直根管可用超声尖(CPR-3、4 或 5♯)。调到最小能量级震动,将 MTA 送达根尖区。如是弯曲根管,可先将 MTA 柱送入根尖区,预弯 15♯ 或 20♯ 不锈钢锉插入根尖区距工作长度 1～2 mm 处,将超声 CPR-1 尖放置于不锈钢器械,间接震动推动 MTA 适应根尖。充填后拍 X 线片确定根尖 1/3 区 MTA 充填的致密度。最

后,将潮湿小棉球放在根管内 MTA 冠方,暂封。

复诊时取出湿棉球,用尖锐的探针检查 MTA 水门汀是否呈砖样坚硬,再从冠方充填根管。如果 MTA 尚软未达坚硬,需去除、干燥后,重新放置新的 MTA。

③根管末端严重破坏,应用隔挡技术也不能完成三维严密封闭时,则需手术纠正或拔除患牙。

实验十

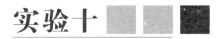

上颌中切牙显微根尖手术

【目的要求】

1. 熟悉常用显微根尖手术设备、器械与材料的特点及使用方法。
2. 熟悉显微根尖手术四手操作技术规范。
3. 掌握上颌中切牙显微根尖手术操作步骤及注意事项。

【实习内容】

1. 学习常用显微根尖手术设备、器械及材料特点及使用方法。
2. 根尖手术仿真模型下上颌中切牙根尖外科手术的设计与操作。

【实验器材】

1. 牙科显微镜、超声倒预备器械、MTA 根尖倒充填材料(图 10-1~图 10-3)。

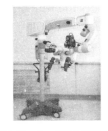

图 10-1 牙科显微镜　图 10-2 超声器械　　图 10-3 MTA 根尖倒充填材料

2. 显微根尖手术器械套装(图 10-4)。

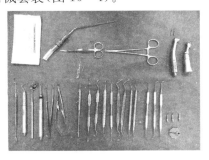

图 10-4 显微根尖手术器械套装

3. 上颌中切牙根尖手术仿真模型(图 10 - 5)。

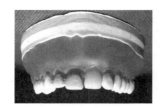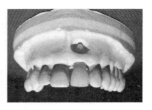

图 10 - 5　上颌中切牙根尖手术仿真模型

【技术要点】

1. 上颌中切牙瓣膜设计原则

(1) 充分暴露术区。

(2) 基底宽大,切口交角圆钝,保证血供。

(3) 切口在健康骨上,避开缺损或病变。

(4) 瓣的大小至少包括病变牙相邻各一颗牙。

(5) 龈乳头不可从中间切开。

(6) 注意唇系带的保护。

(7) 避开骨突。

2. 根尖倒充填材料的选择　根尖倒充填材料包括无机三氧化物聚合物(mineral trioxide aggregate,MTA)、生物活性陶瓷 iRoot BP Plus、Biodentine 及树脂类等。MTA 具有良好的封闭性和生物相容性,能够诱导牙骨质再生,目前临床应用较多。

3. 四手操作要点

(1) 术前铺巾,材料、器械的准备。

(2) 协助调节显微镜角度,配合摄像、照相。

(3) 吸引器随时抽吸。

(4) 牵开瓣膜,暴露术区。

(5) 传递器械、材料。

(6) 调制并输送充填材料(巡回护士)。

(7) 协助缝合。

(8) 清点材料、器械。

【方法步骤】

1. 局麻　显微根尖手术通常采用局部麻醉,其主要作用包括止痛和止血。临床常用局部麻醉方法有浸润和阻滞麻醉两种。阻滞麻醉可以获得长效的止痛效果,但若想获得理想的止血效果,仍需要在患牙颊舌侧增加浸润麻醉。浸润麻醉的注射部位通常位于靠近根尖的牙槽黏膜上,因为深部骨骼肌组织含有较多的 β_2 受体,容易使血管舒张,造成潜在的出血危险,所以注射时进针不能过深(图 10 - 6)。

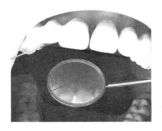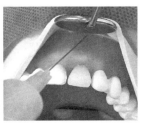

图 10 - 6　术区麻醉

2. 术区消毒铺巾,由助手完成(图 10 - 7)。

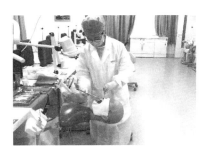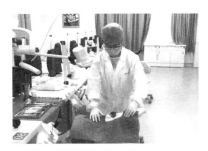

图 10 - 7　消毒与铺巾

3. 翻瓣　显微根尖手术中,切口类型多种多样,包括水平切口、沟内切口、垂直松弛切口等,因此龈瓣类型也多种多样。常用的主要有:

①矩形瓣(rectangular tissue flap):包括水平和垂直两个切口。水平切口开始于龈沟底。一般来说,水平切口的范围应延伸至患牙近远中向至少各 1 个牙位,多用于多个连续患牙的根尖手术或前牙区(图 10 - 8)。

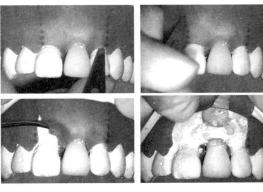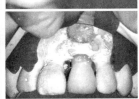

图 10 - 8　矩形瓣

②三角瓣(trianglar tissue flap)：由 1 个垂直松弛切口和 1 个水平沟内切口组成，其主要优点在于切口阻断的血供尽可能小，利于组织愈合，缺点是只有 1 条垂直松弛切口，某种程度上限制了术区入路，尤其是暴露长根的根尖区时(图 10 - 9)。

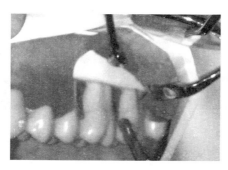

图 10 - 9　三角瓣

③扇形瓣(submarginal rectangular tissue flap)：水平切口位于附着龈上，呈扇形，冠方至少保证有 2 mm 宽的健康附着龈组织(图 10 - 10)。

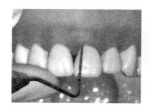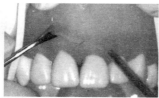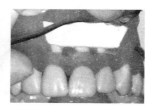

图 10 - 10　扇形瓣

④半月瓣(semilunar tissue flap)：半月瓣不破坏龈缘，不发生龈退缩，但半月瓣的缺点很多：a. 术区暴露不充分；b. 口区易位于骨质缺损处，不利于创口愈合；c. 由于牙槽黏膜的弹性纤维和肌肉附着较多，二者所形成的张力会阻止创缘对位缝合，易形成间隙，导致术后瘢痕形成；d. 此切口对血管的破坏程度较大，现已不提倡使用(图 10 - 11)。

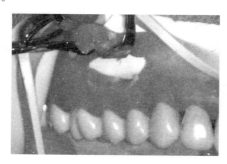

图 10 - 11　半月瓣

⑤龈乳头基部切口(papilla base incision,PBL):该切口的水平切口由龈乳头基部切口和沟内切口相连组成。目的是不移动龈乳头,保持其完整性,以减小牙龈退缩和组织缺损(图10-12~图10-15)。

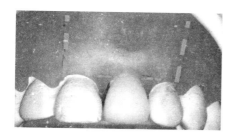

图10-12　切口设计

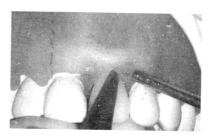

图10-13　水平切口保留龈乳头

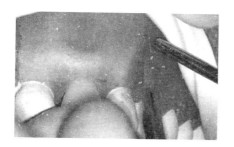

图10-14　垂直切口

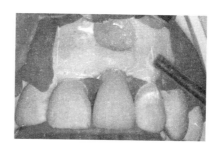

图10-15　骨膜剥离器翻开软组织瓣

4. 调节显微镜,由助手完成(图10-16)。

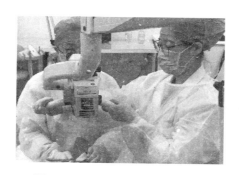

图10-16　协助调节显微镜角度

5. 去骨　根尖定位后,可于低倍镜下用45°反角涡轮手机和H161 Lindemann钻小心缓慢地去除骨皮质,直到根尖暴露,**注意**:需在无菌冷却水的作用下进行(图10-17)。

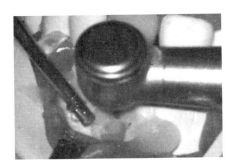

图 10 - 17　去骨

6. 根尖周搔刮与探查　在根尖切除之前,可在低倍镜下用挖匙将附着于牙根尖周围的病变软组织彻底刮除,中倍或高倍镜下利用显微口镜探查根尖(图 10 - 18)。

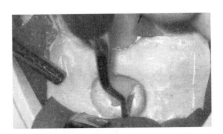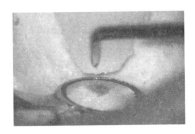

图 10 - 18　根尖周搔刮与探查

7. 根尖切除　45°反角涡轮手机尽量垂直于牙根长轴,根尖切除约 3 mm,这样不仅能够尽量保存颊侧骨板和牙根,避免遗漏侧支根管和舌侧壁,还能减少暴露牙本质小管的数目,降低微渗漏的发生(图 10 - 19)。

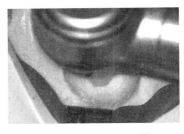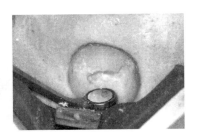

图 10 - 19　根尖切除

8. 根尖倒预备　超声工作尖沿牙根长轴向冠方预备一个深约 3 mm 的 I 类洞,其中峡部的预备十分重要。预备结束后,用显微加压器将剩余的牙胶压实,保证根管距根尖至少有 3 mm 的深度,并且无牙胶和碎屑(图 10 - 20)。

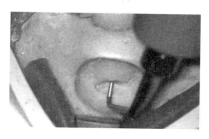
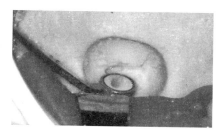

图 10 - 20　根尖倒预备

9. 根尖倒充填　根尖倒充填技术是利用生物材料将预备好的根尖系统完全封闭,阻断根管与根尖周的渗漏通道。理想的倒充填材料应具备如下特点:封闭性能佳,具有良好的生物相容性,能促进牙骨质再生,易于操作,X 线阻射等。临床使用时,将 MTA 粉剂与无菌蒸馏水调拌至湿砂样的黏稠度,用特殊充填器送至洞口,轻轻加压充填,充填完毕后可用一湿棉球清洁根面,去除多余的 MTA,最后需要在高倍镜下通过显微口镜检查是否充填致密(图 10 - 21)。

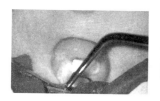
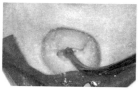
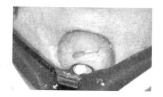

图 10 - 21　根尖倒充填

10. 瓣复位与缝合　瓣膜复位之前,需要用生理盐水冲洗术区以去除碎屑,然后将瓣膜复位到正确的位置,用浸有生理盐水的湿纱布轻轻按压复位组织,去除瓣下积聚的血液和组织液,减少瓣膜与牙槽骨之间血凝块的形成,对位后进行缝合(图 10 - 22～图 10 - 23)。

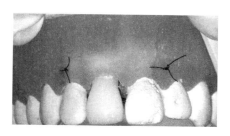
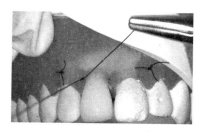

图 10 - 22　间断缝合　　　　　　**图 10 - 23　单个牙悬吊缝合**

实验十一

Gracey 龈下刮治器及使用

【目的要求】

1. 掌握 Gracey 龈下刮治器的特点。

2. 掌握 Gracey 龈下刮治器的使用方法。

【实习内容】

1. 刮治器的种类识别及选择。

2. 练习改良执笔式及器械运动方法。

【实验器材】

1. 匙形刮治器　通用刮治器和 Gracey 刮治器。

2. 仿真头模。

3. 带有根面牙石的牙模型。

【方法步骤】

1. 选择正确的器械　匙形器(图 11 - 1a)包括通用型刮治器和专用型刮治器 (表 11 - 1),是龈下刮治和根面平整最常用、最有效的器械,工作端的特点(与镰形 器相比较):

①工作端为匙形,断面为半圆形,两侧缘在末端汇合,形成圆形的顶端。

②刀叶体积较镰形器小、薄——便于伸入牙周袋。

③下干常较长。

表 11 - 1　通用型刮治器与 Gracey 刮治器

	Gracey 刮治器	通用型刮治器
应用区域	有牙位和牙面特异性 适用于不同牙的不同牙面	用于前、后牙的设计不同 每支适用于牙的各个面
切刃角度	偏位刃缘 刃面与颈部呈 70°角	非偏位刃缘,两侧缘等长 刃面与颈部呈 90°角
工作刃缘	只有一侧刀缘为工作刃 两侧边缘不平行且弯曲 长而凸的外侧缘为工作刃缘	两侧刃缘都是工作缘 两侧刃缘平行而直

5/6 号:前牙

7/8 号:前磨牙

11/12 号:后牙近中面及颊舌面

13/14 号:后牙远中面

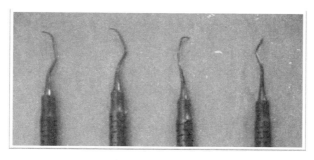

a. 龈下匙形刮治器

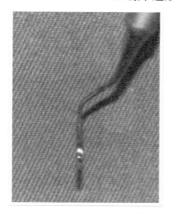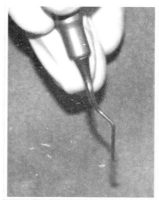

b. Gracey刮治器（侧面观、正面观）

图 11-1　龈下匙形刮治器

2. 器械的稳定技术

（1）器械握持技术:一个理想的器械握持技术必须达到下述 4 个要求,即能增加指尖的细微触觉;有利于灵活地操作器械;能减少牙体牙周组织损伤的可能;能减轻术者手指、手掌目前臂肌肉的疲劳。

各种龈下刮治器均应使用改良执笔式握持(图 11-2)。将器械的干部贴紧中指指端(而不是中指的侧面),食指弯曲位于中指上方,握持器械柄部,拇指指腹贴紧柄的另一侧中指和食指的对侧。如此,拇、食、中三指构成一个三角形力点,有利于握持并灵活转动器械。器械握持时要松紧有度,过分握紧或过分松弛都一样无效,而且会影响器械操作时的准确性和稳定性。因此,龈下刮治时,虽然由于牙石的部位、性质决定了刮治时所需力量比较小,但规范化的器械握持方法仍然是必要的,一方面保证了整个临床操作的正规化,另一方面也不至于使手指疲劳。

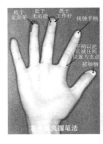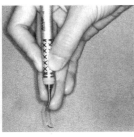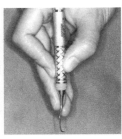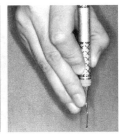

图 11 - 2　改良执笔式握持

临床其他器械握持方法:

①执笔式:用拇指的指尖,食指的指尖和中指的指侧缘控制器械。这种手法握指器械比较灵活,但用力时器械易于在中指侧缘滚动,所以不宜在牙周治疗时使用。

②掌拇式:用食指、中指、无名指及小指掌侧弯曲来握住器械的柄。拇指不接触器械而作支点用。这种握持方法非常稳固,但器械操作时敏感性较差,也影响操作的灵活性。因而一般是在打磨器械的时候采用,而在牙固治疗时一般不采用。

(2) 支点技术(图 11 - 3)

一个满意的支点三个要求:提供稳定的支持点;便于器械的灵活转动;有利于应用腕—前臂力。

龈下刮治时应尽量用无名指在工作牙的邻牙上作指支点,必要时可用辅助支点法。中指与无名指贴紧,一起放在邻近牙齿上,形成复合支点。支点位置尽量靠近被刮治牙的部位,并随刮治部位的变动而移动。此为口内常规支点(图 11 - 3a),适用于口腔内大多数区域。此外,还可使用以下支点:

对侧牙支点:支点放在同一牙弓的对侧牙的牙面上(图 11 - 3b)。

对颌牙支点:支点放在对颌牙的牙面上(图 11 - 3c)。

口外支点:采用多个手指的指腹或指背靠在面颊部,又称为手支点。

食指增强支点:在对颌牙面作口内对颌支点,非工作手的食指抵于器械干的部位(常用于左上颌后牙腭侧)(图 11 - 3d)。

拇指增强支点:在对颌牙面作口内对颌支点,非工作手的食指抵于牙槽嵴,拇指抵于器械干的部位(常用于右上颌后牙腭侧)(图 11 - 3f)。

食指附加支点:用非工作手的食指置于邻近被治疗牙的𬌗面,工作手的口内支点落在非工作手的食指上(常用于右上颌后牙腭侧)(图 11 - 3e)。

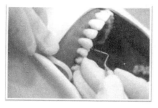
a. 复合支点（常规支点）

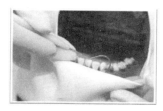
b. 对侧牙支点

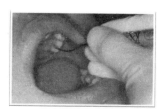
c. 对颌牙支点

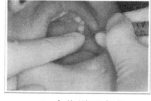
d. 食指增强支点

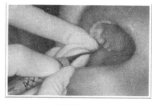
e. 食指附加支点

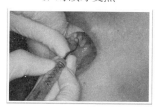
f. 拇指增强支点

图 11 - 3　支点技术

"三不离"（保证操作的稳定性）：器械与手指、手指与支点、中指与无名指不分离。

支点牙要保持干燥，工作手可作稳定的支点，有时还可以在支点牙上放一干棉卷，以增加稳定性。刮治时，动作宜轻，随着清除牙石力的大小，逐步增加支持力，否则容易在支点牙上滑动。在刮治过程中，逐步增加支持力有利于不断地对支点牙的情况有所了解，避免在支点移动时损伤一些牙周组织破坏严重、支持力量不足的病牙。

3. 器械的运动技术

（1）器械的放置和角度（图 11 - 4）：

使用前 1/3：前 1/3 始终与根面接触。

入袋角度：0°（刮治器工作面与根面平行）。

工作角度：45°～90°，以 70°～80°最佳。

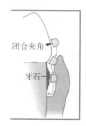
a. 0°入袋

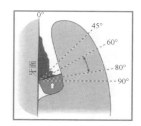
b. 角度正确

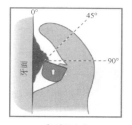
c. 角度过大

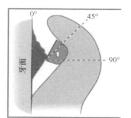
d. 角度过小

图 11 - 4　器械在牙周袋内的角度

（2）用力方式：向根面施加侧向压力，借助腕—前臂转动产生爆发力，避免层层刮削牙石。

掘进式刮治：将刀叶末端 2 mm 放在牙石根方，将牙石刮断；将刀叶末端向侧方推进，与上一次运动行径区稍微重叠；如此反复，逐步掘进。

（3）运动幅度：不要过长、过大，由袋底向冠方移动，工作端不要超出龈缘。

（4）运动方向：垂直向提拉法最常用，也是主要采用的手法。对于围绕于牙颈部的牙石，也常常用斜向运动或水平向运动提拉手法清除。

（5）根面平整：刮除牙石后，继续作根面平整，这时减轻侧压力，使用轻到中量侧压力，运动幅度稍大，连续刮平表面的运动，直至根面光滑，坚硬如玻璃。避免过多刮除根面使牙本质暴露，出现敏感症状。

实验十二

龈下刮治和根面平整术(前牙区)

【目的要求】

1. 掌握前牙区龈下刮治器的特点。
2. 掌握前牙区龈下刮治术和根面平整术的基本技术。

【实习内容】

1. 前牙龈下刮治器的辨识。
2. 在仿真头模上示教和练习前牙龈下刮治和根面平整的基本技术和方法。

【实验器材】

1. 匙形刮治器:通用刮治器和 Gracey 刮治器。
2. 仿真头模。
3. 带有根面牙石的牙模型。
4. 口腔一次性检查盘。

【实验原理】

用手工操作刮治器,除去龈下牙石和菌斑,除去袋壁的变性、坏死组织、病理性肉芽及残存的上皮,除去含有内毒素的根面牙骨质,形成硬而光洁、平整的根面,从而去除引起牙龈炎症的刺激物,造成有利于牙周附着愈合的环境。

1. 概念

龈下刮治术(subgingival scaling):用龈下刮治器械除去附着于牙周袋内根面上的龈下牙石和菌斑。

根面平整术(root planning):用龈下刮治器械清除附着和嵌入牙骨质内的牙石,并刮除牙根表面受到毒素污染的病变牙骨质,从而形成光滑、坚硬且清洁的根面,使根面为具有生物相容性的表面,有利于牙周组织的附着和新生。

龈下刮治与根面平整难以截然分开,只是程度不同而已,在临床上往往是在同一过程中完成,因此,往往将二者合为一,成为 SRP。

2. 适应证及非适应证

(1) 适应证:牙龈炎有龈下牙石,牙周炎时各类牙周袋、各种复杂牙周病手术前的常规治疗。

(2) 非适应证:急性炎症期、出血性疾病、传染性疾病活动期。

【方法步骤】

1. 选择正确的器械

(1) 尖头探针、牙周探针。

(2) 匙形器:Gracey 刮治器 5/6 号,用于前牙。

2. 选择正确工作刃(图 12 - 1)

前牙以中线为界,将颊舌面分为近术者区和远术者区,其中靠近术者面为近术者区,即 11 - 13 和 41 - 43 的远中面、21 - 23 和 31 - 33 的近中面;远离术者面为远术者区,即 11 - 13 和 41 - 43 的近中面、21 - 23 和 31 - 33 的远中面。

选择工作刃时,握持器械,将匙形器刀尖指向术者,器械下干与地面垂直,此时观察匙形器叶面与地面不平行,斜向地面的低刃为工作刃。因此,G5 用于上颌唇侧和下颌舌侧近术者区,以及上颌舌侧和下颌唇侧远术者区,;G6 用于上颌唇侧和下颌舌侧远术者区,以及上颌舌侧和下颌唇侧近术者区。

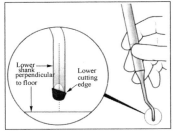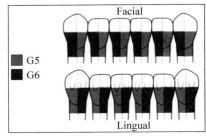

图 12 - 1　工作刃的选择及使用范围

3. 器械的稳定技术,见实验十一。

4. 器械的运动技术,见实验十一,使用器械尖端 1/3 刮治,可垂直向、斜向、水平向运动,运动幅度不超过龈缘。

5. 临床操作步骤

(1) 患者体位:患者足跟略高于鼻尖水平。头部、颈部和躯干排列成一条直线。治疗上颌区域时,椅背应与地面接近平行。治疗下颌区域时,椅背应略微竖起。

(2) 医生体位(图 12 - 2):双腿分开,双脚踏地,大腿与地面平行,腰部挺直,双肩下垂,患者口腔与术者肘关节平齐或略低。根据不同的治疗区域选择合适的位置（8 点—12 点）。

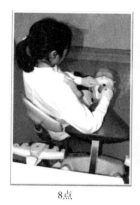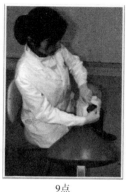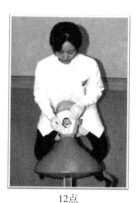

8点　　　　　　　　　　9点　　　　　　　　　　12点

图 12－2　医生体位

（3）调整光源：治疗上颌区域时，光源位于前方 45°；治疗下颌区域时，光源位于正上方。

（4）牙周检查：用手工牙周探针探测牙周袋深度，再用尖探针探察龈下牙石，明确其大小位置。

（5）消毒：0.05～0.1％氯己定、3％双氧水、1％碘酊。

（6）具体操作（图 12－3）

下前牙区：

前位法（近术者区）　　　　　　　**后位法（远术者区）**

①术者位置：8～9 点　　　　　　　12 点

②患者位置：面向正前方　　　　　　面向正前方

③照明视野：唇侧—直接法　　　　　唇侧—直接法

　　　　　　舌侧—直接法或间接法　舌侧—直接法或间接法

④组织牵拉：唇侧—非工作手食指牵　唇侧—非工作手食指或拇指牵

拉下唇　　　　　　　　　　　　　　拉下唇

　　　　　　舌侧—口镜推挡舌尖　　舌侧—口镜推挡舌尖

⑤支点：口内常规支点　　　　　　　口内常规支点

⑥改良持笔式，术者位于右前位，以左下 4 作支点，从左下 3 开始，刀尖指向近中。

⑦从中线稍远中插入刀叶，作垂直运动，刮治近中颊面。

⑧绕过轴角到近中面，使器械干与近中面平行，建立工作角度，刮治范围为邻面唇 1/2。

⑨如此，刮治各牙唇侧近术者区，至右下颌尖牙远中，支点随之移动。

⑩术者移至患者右后位，以右下 4 作支点，从右下 3 近中开始作远术者区刮治。

上前牙区：

前位法（近术者区）	后位法（远术者区）
①术者位置：8—9点	12点
②患者位置：面向正前方	面向正前方
③照明视野：唇侧—直接法	唇侧—直接法
舌侧—直接法或间接法	舌侧—直接法或间接法
④组织牵拉：唇侧—非工作手食指	唇侧—非工作手食指或拇指牵
牵拉下唇	拉下唇
舌侧—口镜推挡舌尖	舌侧—口镜推挡舌尖
⑤支点：口内常规支点	口内常规支点

⑥改良持笔式，术者位于右前位，以左上4作支点，从左上3开始，刀尖指向近中。

⑦从中线稍远中插入刀叶，作垂直运动，刮治近中颊面。

⑧绕过轴角到近中面，使器械干与近中面平行，建立工作角度，刮治范围为邻面唇1/2。

⑨如此，刮治各牙唇侧近术者区，至右下颌尖牙远中，支点随之移动。

⑩术者移至患者右后位，以右上4作支点，从右上3近中开始作远术者区刮治。

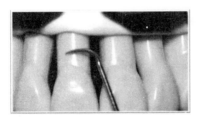
唇面刮治

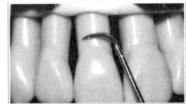
向近中/远中移动

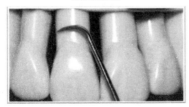
移动至轴线

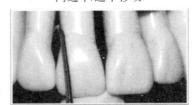
邻面刮治

图 12 - 3　器械运动

实验十三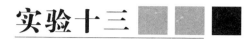

龈下刮治和根面平整术(后牙区)

【目的要求】

1. 掌握后牙区龈下刮治器的特点。

2. 掌握后牙区龈下刮治术和根面平整术的基本技术。

【实习内容】

1. 后牙龈下刮治器的辨识。

2. 在仿真头模上示教和练习后牙龈下刮治和根面平整的基本技术和方法。

【实验器材】

1. 匙形刮治器 通用刮治器和 Gracey 刮治器。

2. 仿真头模。

3. 带有根面牙石的牙模型。

4. 口腔一次性检查盘。

【实验原理】

同实验十二。

【方法步骤】

1. 选择正确的器械

(1) 尖头探针、牙周探针。

(2) 匙形器

Gracey 刮治器 7/8 号,用于前磨牙。

Gracey 刮治器 11/12 号,用于磨牙颊舌面及近中面。

Gracey 刮治器 13/14 号,用于磨牙远中面。

2. 选择正确工作刃 握持器械,将匙形器刀尖指向术者,器械下干与地面垂直,此时观察匙形器叶面与地面不平行,斜向地面的低刃为工作刃。G11 用于右后牙颊侧近中和左后牙舌侧近中;G12 用于右后牙舌侧近中和左后牙颊侧近中;G13 用于右后牙舌侧远中和左后牙颊侧远中;G14 用于右后牙颊侧远中和左后牙舌侧远中(图 13-1)。

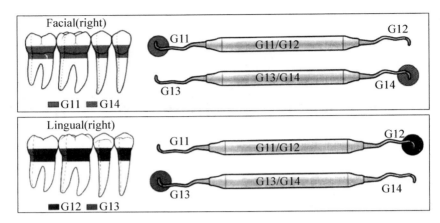

图 13 - 1　工作刃的选择及使用范围

3. 器械的稳定技术，见实验十一。

4. 器械的运动技术（图 13 - 2）。

见实验十一，以远中轴角为界，Gracey 刮治器 13/14 号刮治后牙远中面，Gracey 刮治器 11/12 号刮治后牙颊舌面和近中面。器械使用尖端 1/3 进行刮治，可垂直向、斜向、水平向运动，运动幅度不超过龈缘。

5. 临床操作步骤

（1）右上颌后牙区（颊侧）

口内常规支点法

①术者位置：右侧位或右前位。

②患者位置：面部左转。

③照明及视野：直接法。磨牙远中面可采用间接视野。

④组织牵拉：非工作手示指或口镜牵拉颊部组织。

⑤支点：口内常规指支点。

口外支点法

①术者位置：右侧位。

②患者位置：面部左转。

③照明及视野：直接法。

④组织牵拉：非工作手示指或口镜牵拉颊部组织。

⑤支点：口外手支点、掌心向上。

辅助支点法

①术者位置：右侧位。

②患者位置：面部左转。

③照明及视野:直接法。

④组织牵拉:非工作手示指。

⑤支点:非工作手示指附加支点。

（2）左上颌后牙区（腭侧）

常规支点法

①术者位置:右侧位。

②患者位置:面部左转。

③照明及视野:直接法。

④组织牵拉:无。

⑤支点:口内常规指支点。

辅助支点法

①术者位置:右前位。

②患者位置:面部左转。

③照明及视野:直接法。

④组织牵拉:无。

⑤支点:口内对颌支点,示指增强支点。

（3）左下颌后牙区（舌侧）

常规支点法

①术者位置:右侧位或右前位。

②患者位置:面部左转。

③照明及视野:直接法和间接法。

④组织牵拉:口镜牵拉舌体。

⑤支点:口内常规指支点。

对侧支点法

①术者位置:右侧位或右前位。

②患者位置:面部左转。

③照明及视野:直接法和间接法。

④组织牵拉:口镜牵拉舌体。

⑤支点:对侧常规指支点。

（4）右下颌后牙区（颊侧）

常规支点法

①术者位置:右前位。

②患者位置:面部左转。

③照明及视野:直接法。

④组织牵拉:口镜或非工作手示指牵拉颊部。

⑤支点:口内常规指支点。

后位法

①术者位置:右后位。

②患者位置:面部左转。

③照明及视野:直接法。

④组织牵拉:口镜或非工作手示指牵拉。

⑤支点:口外手支点、掌心向下。

(5)右上颌后牙(腭侧)

口内支点法

①术者位置:右后位。

②患者位置:面部右转。

③照明及视野:间接法。

④组织牵拉:无。

⑤支点:口内常规指支点。

食指附加支点

①术者位置:右前位

②患者位置:面部右转。

③照明及视野:直接法。

④组织牵拉:非工作手指牵拉颊部或不牵拉。

⑤支点:示指附加支点。

口外支点法

①术者位置:右前位或右侧位。

②患者位置:面部右转。

③照明及视野:间接法。

④组织牵拉:无。

⑤支点:口外手支点、掌心向上。

(6)左上颌后牙区(颊侧)

口内支点法

①术者位置:右后位。

②患者位置:面部右转。

③照明及视野:直接法。

④组织牵拉:口镜牵拉颊部。

⑤支点:口内常规指支点。

口外支点法

①术者位置:右侧位。

②患者位置:面部右转。

③照明及视野:直接法。

④组织牵拉:口镜牵拉颊部。

⑤支点:口外手支点。

(7)左下颌后牙区(颊侧)

口内支点法

①术者位置:右后位。

②患者位置:面部右转。

③照明及视野:直接法。

④组织牵拉:口镜或非工作手示指牵拉。

⑤支点:口内常规指支点。

(8)右下颌后牙区(舌侧)

口内支点法

①术者位置:右后位。

②患者位置:面部右转。

③照明及视野:直接法。

④组织牵拉:口镜推挡舌体。

⑤支点:口内常规指支点。

对侧支点法

①术者位置:右侧位或右前位。

②患者位置:面部右转。

③照明及视野:直接法和间接法。

④组织牵拉:口镜牵拉舌体。

⑤支点:对侧常规指支点。

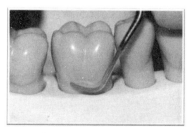
器械末端置于远中颊面轴线

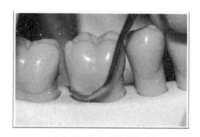
工作端插入牙周袋底

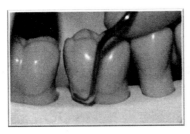

刮治牙面远中直至远中面

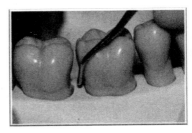

远中面刮治

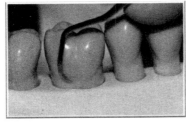

工作端末端朝向近中

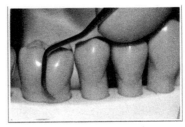

将器械柄部竖直

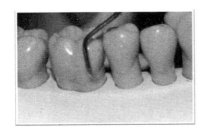

颊面进行叠瓦式刮治直至近中面

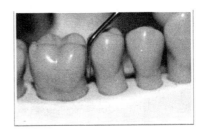

刮治近中面

图 13 - 2　器械运动

实验十四

超声牙周清理

【目的要求】

1. 掌握超声洁牙机的正确使用方法和不同工作尖的使用选择。
2. 了解超声波洁治器的工作原理。

【实习内容】

1. 学习超声洁治器的识别、超声手柄和工作头的安装。
2. 在仿真头模上示教和练习使用超声洁牙机的不同工作尖行牙周清理。

【实验器材】

1. EMS 超声洁牙机。
2. EMS 超声工作尖(A、P、PS、B、C、PI、PL1/2/3/4/5)。
3. 仿真头模。
4. 带有根面牙石的牙模型。

【实验原理】

超声牙周清理是通过工作尖的机械震动将牙石击碎去除,及时冲洗洁下的牙石、体液和组织碎屑,清洁手术区局部视野。超声牙周清理能够作用到根面和软组织的一定深度内。这也是手工器械不能比拟的。超声水流既起到冷却工作尖的作用,同时能通过超声空化作用,有效清除组织内毒素和非附着性菌斑,超声波能破坏细菌生物膜能更有效地清除龈下菌斑和根面细菌内毒素。超声波产生的空化作用导致的液波能破坏革兰阴性菌细胞壁成分,所以对牙周致病菌有一定的杀灭作用。

1. 超声牙周清理的优点

(1) 省时省力,易于操作;

(2) 冷却系统同时具有冲洗作用;

(3) 去除的根面结构较少;

(4) 易于进入根分叉区。

2. 超声牙周清理的缺点

(1) 触感差;

（2）喷雾污染。

3. 超声牙周清理的禁忌证

（1）传染性疾病的患者禁用（结核、乙肝表面抗原阳性、HIV 感染阳性、丙肝等）；

（2）呼吸系统疾病患者慎用，尤其是呼吸抑制、慢性肺病；

（3）心脏起搏器：避免使用磁震式洁牙机；

（4）钛种植体、瓷修复体或黏着的修复体禁用金属头洁牙机。

【方法步骤】

1. 治疗机的准备　每天使用前踏下脚踏开关排净管路中积水 2 min，减少管路中积水造成空气污染。然后，再踏下脚踏开关 3 min，清除管路气泡，减少工作头产热。这些均有利于控制交叉感染。

选择适当的工作头，装入工作手柄。然后，调节机器功率和水量大小。功率大小以能有效工作的最低限为度。水量以工作头能产生最大水雾为度。

2. 患者的准备　治疗前要了解患者全身病史。注意患者有无手术禁忌证。术前向患者详细介绍治疗情况。然后让患者用消毒液漱口，减少超声治疗中产生雾化对空气的污染。超声治疗中，患者最好戴安全防护眼镜，防止洁下的牙石溅入眼内。同时，戴好隔水口围。放置好吸唾管。

3. 体位　患者取平卧位，术者体位高度适宜，术中不要调节座椅。

4. 器械握持和支点　用握笔式握持手柄，近工作区作口内支点或口外支点。注意工作时，手指握持力宜轻，减少工作手疲劳。

5. 选择正确的工作尖

A 尖：作为通用的工作尖负责清除所有牙齿的龈上沉积物，使用时用尖端侧缘 2～3 mm，与牙面平行（图 14 - 1a）。

P 尖：适用于所有牙齿龈上洁治及治疗 4 mm 以内牙周袋，使用时用器械尖的侧缘 2～3 mm，与牙面平行，同样适用于邻面的清洁（图 14 - 1b）。

PS 尖：适用于所有牙齿的深牙周袋（4 mm 以上）治疗，儿童的龈上洁治，使用时用器械头的前端侧缘 2～3 mm，方向与牙面平行（图 14 - 1c）。

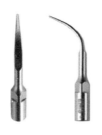 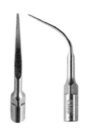 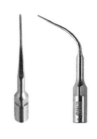

　　a. A尖　　　　　　　b. P尖　　　　　　　c. PS尖

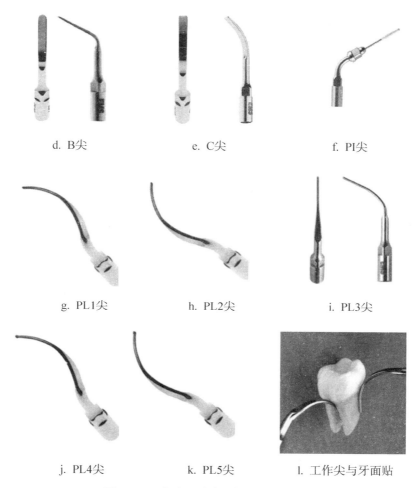

d. B尖　　　　　e. C尖　　　　　f. PI尖

g. PL1尖　　　　h. PL2尖　　　　i. PL3尖

j. PL4尖　　　　k. PL5尖　　　　l. 工作尖与牙面贴

图14-1　超声工作尖(瑞士 EMS 公司)

B尖:用于清除舌侧面重度污垢和牙石,在小功率下可直接使用工作尖圆头(图14-1d)。

C尖:用于清除唇侧面的重度色渍和牙石,在小功率下可直接使用工作尖平头(图14-1e)。

PI尖:工作尖前端有 PEEK 材料包裹,清洁种植体和修复体(图14-1f)。

PL1尖:向左弯曲的工作尖,特别适用于根分叉区、根面凹区、下颌磨牙近中根的内面和上颌磨牙近中颊根、腭侧根的内侧面清理。尤其是Ⅲ、Ⅳ度根分叉病变(图14-1g)。

PL2尖:向右弯曲的工作尖,其他与 PL1 相同(图14-1h)。

PL3 尖:用于牙周袋消毒,适用于维护期治疗的患者(图 14 - 1i)。

PL4 尖:向左弯曲的工作尖,尖端有一个 0.8 mm 直径的圆球,用于根分叉凹陷区的牙周治疗(图 14 - 1j)。

PL5 尖:向右弯曲的工作尖,其他与 PL4 相同(图 14 - 1k)。

6. 器械调整 工作头与牙面呈 0°～15°角,大于 15°角则会导致牙面损伤。所以,器械工作时要不断根据牙面形态,调整工作头与牙面的工作角度。减少器械对牙面的损伤。

7. 器械工作 按照上述步骤,放置好吸唾器,工作头与牙面轻轻接触,踏下脚踏开关,超声洁牙器开始工作。器械工作时要注意保持工作头正确的工作角度,同时,工作头在牙面上应持续运动,不能停滞在牙面一点,否则会在牙面局部产热,亦会导致牙面损伤。使工作头轻轻地接触牙面,作刷样运动。并向多个方向在牙面运动,持续在一个方向在牙面运动,会导致在牙面刻痕。临床操作时要注意间隙性工作,吸净口腔,看清牙面,不要持续操作,否则患者会很不舒服。

8. 注意事项

(1) 排尽污染水(每次使用结束后应冲洗内管道 20 s)。

(2) 工作尖、超声手柄要坚持一人一件,高压灭菌消毒。室内空气的污染对医患均有危害,应该成为临床防止院内交叉感染的重点。

(3) 用握笔式握持手柄,近工作区作口内支点或口外支点。

(4) 按照一定的工作顺序治疗全口牙面避免遗漏。

(5) 洁治时工作端与牙面呈小于 15°,平行于牙面将牙石分段去除。切忌将器械尖部呈 90°抵在牙面上,这样会破坏牙体组织。

(6) 应用点击法,不能紧抵牙面。器械紧抵会影响工作端的震动,必将事倍功半,而且达不到效果,且对牙体组织有损伤。

实验十五

牙周基础治疗器械磨锐

【目的要求】

熟悉洁治器及刮治器磨锐的方法。

【实习内容】

1. 学习器械磨锐利度的检查和评价。
2. 教师示教洁治器及刮治器的磨锐方法。
3. 学生练习器械的磨锐方法。

【实验器材】

1. 匙形刮治器　通用刮治器和 Gracey 刮治器。
2. 电动磨刀器。
3. 磨石,块状或棒状。
4. 测试棒。
5. 放大镜。
6. 纱布。
7. 润滑油。
8. 其他:防护镜、手套、口罩。

【实验原理】

器械在每次使用后通过手工琢磨或电动磨刀器等机械方法将刀叶外形恢复,使牙周基础治疗器械锐利,以达到有效刮除牙石、提高触感敏感度、减少术者疲劳等效果。

【方法步骤】

1. 了解器械的结构(图 15 - 1)

(1) 所有刮治器都由柄部、杆部和工作端组成。

柄部:供握持器械。

杆部:也称颈部,连接柄部和工作头,使工作头能

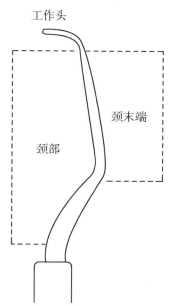

图 15 - 1　器械颈末端

到达牙齿表面适当的位置。

工作头:由单面或双面的刃部组成,刃部和第一个弯曲之间的区域为颈末端。

2. 检查器械工作刃(图 15-2)

(1) 目视观察法:灯光下旋转器械,将工作刃正对灯光,用钝后刃部将反射光线,则提示需要磨利。

(2) 专用测试棒法:锋利的刃部能够钩住或刺入测试棒,并产生金属刮擦音;用钝的刃部则会从测试棒表面滑过。

(3) 手感检查法:器械工作刃在拇指指甲背提拉刮治,锋利的刃部能够刮除薄层指甲背组织;用钝的刃部则会从指甲背表面滑过。

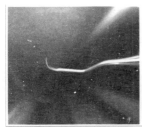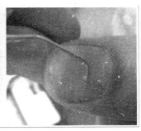

目视观察法　　　　　　专用测试棒法　　　　　　手感检查法

图 15-2　器械工作刃

3. 手工琢磨

(1) 选择合适的磨石

类别	粒度	用途	润滑剂
合成磨石	粗	粗磨	水
印度磨石	中等	修磨	水或油
陶瓷磨石	细	常规保养,粗磨后的细磨	油
阿肯色磨石	细	常规保养,粗磨后的细磨	水

(2) 掌拇法握持:器械柄贴于大鱼际,食指抵住工作端,拇指抵住干根部,左手握器械,肘部抵住工作台面,右手握磨石。

(3) 镰形器的手工琢磨(图 15-3):

①左手握持器械,将待磨的工作端指向 6 点,尖端指向术者。

②颈末端对准 12 点钟位置,然后倾斜至稍微不到 1 点钟方向。

③右侧手臂平滑上下滑动,逐渐琢磨刃根 1/3、中 1/3 及尖 1/3。

④使用相同方法进行对侧刃的琢磨。

⑤收尾将工作刃朝向术者,颈末端对准 12 点位置,将磨石放在器械平面上,对

准3点钟和9点钟方向,自根部向头部旋转。

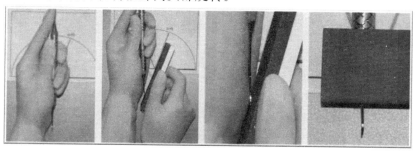

图 15-3　镰形器的手工琢磨

（4）通用型刮治器的手工琢磨（图 15-4）:

①将工作端向下,使尖端指向术者。

②掌拇法握持器械,颈末端指向 12 点,肘部抵住台面,磨石指向靠近 1 点钟方向。

③自根部达尖部大幅度、连续点磨动,并及时去除积淤。

④使用相同方法进行对侧刃的琢磨。

⑤修磨刀尖:尖端指向 3 点钟方向,磨石由 3 点向上倾斜至 2 点,上下旋绕磨圆刀尖。

⑥收尾时将工作刃朝向术者,颈末端对准 12 点位置,将柱形磨石置于叶面 3～9 点,沿叶面旋转磨石。

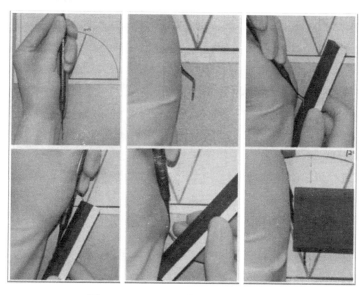

图 15-4　通用型刮治器的手工琢磨

（5）Gracey 刮治器的手工琢磨（图 15 - 5）：

①确定器械编号，将奇数号的工作端刀尖朝向术者操作，偶数号的工作端刀尖则背向术者操作。

②左手掌拇法握持器械，将待磨工作端朝下，低刀刃为拟修磨刃，方向指向 12点，背曲左手，使颈末端指向靠近 11 点。

③磨石贴近工作端侧面，方向指向 12 点，琢磨时右转磨石，指向 1 点，自根部向尖端进行平行、连续分段的磨动。

④收尾时将尖端指向术者，颈末端对准 11 点方向，柱状磨石置于叶面，方向为 3～9 点。

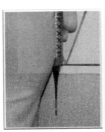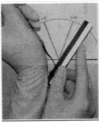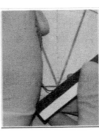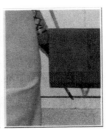

图 15 - 5　通用型刮治器的手工琢磨

4. 使用电动磨刀器进行器械磨利　电动磨刀器工作面由两个定位导板通道、两个垂直阻挡板、两个终止杆向导和一个用来琢磨刮治器尖的向导组成（图 15 - 6）。

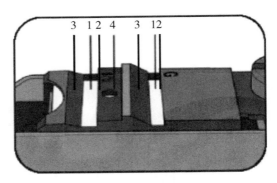

图 15 - 6　电动磨刀器（豪孚迪公司）

具体步骤如下（图 15 - 7）：

（1）将器械工作端的中段抵住 S/U 道道垂直导板。

（2）使器械柄的下端抵靠在斜面导板。

（3）打开电源，逐步修磨刀叶全刃，保持刀叶三段与垂直板和斜面导板接触，并轻加压力,缓慢左右移动刀叶;在此过程中用测试棒检查刃刀锋利程度。

（4）匙形器刀叶端口修磨:将刀尖插入 T 孔,轻轻抵住孔刀后面,稍稍旋转器械,磨钝刀尖;Gracey 匙形器只需磨低刀刃。

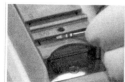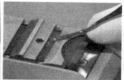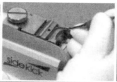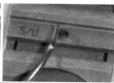

图 15 - 7　电动磨刀器磨利

实验十六

牙周成形外科基本技术

【目的要求】

1. 掌握侧向转位瓣、冠向复位瓣、游离龈移植瓣的手术方法。
2. 了解牙周成形外科器械。
3. 掌握牙周成形外科手术常用切口。
4. 掌握牙周成形外科手术常用缝合方法。

【实习内容】

1. 牙周成形外科手术常用术式(侧向转位瓣、冠向复位瓣、游离瓣)的基本操作要点。
2. 牙周成形外科手术常用缝合方法(间断缝合、悬吊缝合、褥式缝合)和打结的基本操作要点。
3. 在仿真头模上示教和练习各种牙周成形外科手术技术。

【实验器材】

1. 牙周缝合模型 有牙间隙及龈瓣的牙颌模型。
2. 牙周手术器械 口镜、镊子、牙科探针、牙周探针、记号笔、11 号刀片、15 号刀片、刀柄、显微持针器、显微缝针、线剪、缝线、骨膜剥离器、组织剪、匙形刮治器、根面锉。

【方法步骤】

1. 侧向转位瓣

(1) 切口

切口一:在患牙近中釉牙骨质界处作水平切口,近远中向宽度 3 mm。

切口二:在切口一近中止点作一道平行于患牙退缩牙龈近中龈缘的切线,延伸至附着龈。

切口三:沿患牙退缩牙龈远中龈缘线,作一道沟内切口,直至与切口二相交。

翻瓣切口:

①沿患牙退缩牙龈远中龈缘做龈沟内的垂直切口,至附着龈。

②在角化龈上作平行于邻牙牙龈缘的扇形水平切线,切线的近远中向宽度比患牙在釉牙骨质界处所测得的牙龈宽度多 6 mm(作切口前须对该牙做牙周探查,至少保留 1 mm 高附着龈及 1 mm 高无牙周袋的角化组织)(图 16 - 1a)。

③在切口远中以平行于切口 a,作一道斜直切口 b(图 16 - 1b)。

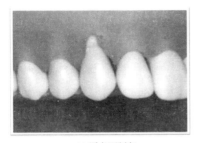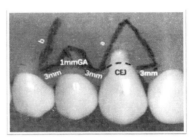

a. 13牙龈退缩　　　　　　　　　b. 切口设计

图 16 - 1　切口

(2)翻瓣

①带蒂瓣近中与远中末端宽度各为 3 mm,该区域上方以平行于牙根的方式作半厚瓣做出手术性牙龈乳头,中央 X 部分(图 16 - 2)使用 15♯刀片垂直于骨面做深且锐利的切割,使用骨膜剥离器翻开全厚瓣,直至膜龈联合。过此处后,继续分离半厚瓣,直至露出 5 mm 长的骨膜。

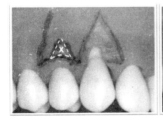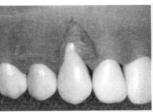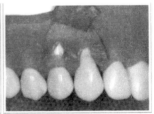

a. 受区制备　　　　　　b. 供区制备　　　　　　c. 翻开供区龈瓣

图 16 - 2　翻瓣

②进行彻底的根面平整:用匙形刮治器彻底刮除龈下牙石,同时刮净根分叉间及牙槽骨面的炎性肉芽组织。然后用根面锉将暴露的根面平整。

③EDTA 处理暴露的牙根 2 分钟,2 分钟后用生理盐水冲洗 1 分钟。

④侧向平移组织瓣,将手术性牙龈乳头置于去上皮化后的解剖性牙龈乳头上,牙龈位置超过釉牙骨质界(图 16 - 3)。

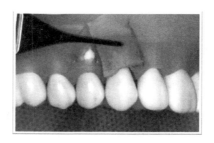

图 16‑3　组织瓣平移

⑤瓣的减张,可用手术剪在瓣的远中根方做切口,以帮助瓣能与解剖性牙龈乳头贴合。

(3)缝合(图 16‑4)

①近中侧松弛切口根端做间断缝合,将龈瓣锚定在骨膜上。接着沿该松弛切口,从根尖往冠向做一连串的间断缝合,将近中手术性牙龈乳头固定在解剖性牙龈乳头上。

②在远中松弛切口根方做间断缝合,将龈瓣锚定在骨膜上。

③龈瓣冠方的悬吊缝合,将手术性牙龈乳头固定在去上皮化后的解剖性牙龈乳头处。

④可将先前剪下的解剖性牙龈乳头的一部分角化组织置于供区外露的黏骨膜上,让该部位进行二级愈合,并以马源性胶原蛋白做保护。

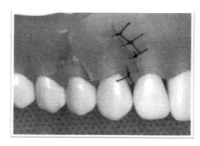 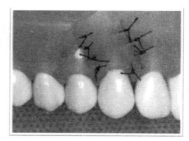

a. 近中侧间断缝合　　　　　　　　　b. 远中间断缝合

图 16‑4　缝合

⑤应沿着理想的龈缘线做牙根覆盖。

2. 冠向复位瓣

(1)水平切线:根据 GR 的距离,在患牙两侧龈乳头龈方 GR 距离处作两道宽度为 3 mm 的水平切线。

(2)垂直切线:在两道水平切线的末端,各作一道垂直切线,两道垂直切线往根尖稍稍斜向外展,进入附着龈区域3～4 mm。

（3）翻开半厚瓣:将手术刀片伸入水平切线内,翻开半厚瓣,止于暴露牙根的龈方软组织处。

（4）翻开全厚瓣:使用骨膜分离器剥离暴露牙根的龈方软组织,直至颊侧牙槽骨嵴的根方3 mm处。

（5）继续分离半厚瓣:将瓣向根方做半厚瓣的分离,知道膜龈联合处,以便做到冠向移位。首先第一切口如图:刀片在移动时与骨平面平行,使龈瓣从骨膜上分离,接着第二切口使刀片倾斜与黏膜平面平行(浅表切割)(图16-5)。

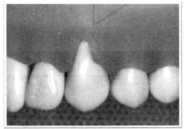

a. 23牙龈退缩　　　　　　　　b. 切口设计

图16-5　切口

（6）剥开全厚瓣及半厚瓣(图16-6)。

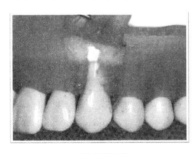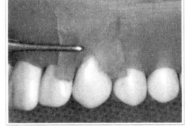

a. 翻开龈瓣　　　　　　　　b. 龈瓣冠向复位

图16-6　翻瓣

（7）进行彻底的根面平整:用匙形刮治器彻底刮除龈下牙石,同时刮净根分叉间及牙槽骨面的炎性肉芽组织。然后用根面锉将暴露的根面平整。建议根面平整时用纱布压迫根尖部位,避免伤及龈瓣。

（8）EDTA处理暴露的牙根2 min,2 min后用生理盐水冲洗1 min。

（9）牙龈乳头去上皮化,用显微手术剪去除牙龈乳头处的上皮组织。

（10）缝合(图16-7)

①使用非创伤性组织镊,将近中手术性牙龈乳头拉至对应去上皮后的解剖性

牙龈乳头处,进行第一针间断式缝合。

②将远中手术性牙龈乳头拉至对应去上皮后的解剖性牙龈乳头处,进行第二针间断式缝合。

③按照同样的顺序,沿垂直切口进行剩下的间断缝合,先近中后远中,逐渐缝向冠方,最终使手术性牙龈乳头位于解剖性牙龈乳头处,而龈瓣的边缘位于釉牙骨质界冠方 1 mm。

④双乳头悬吊缝合:缝针从颊侧近中手术性牙龈乳头基部穿入,绕到远中接触区底穿入再到颊侧,接着缝针从颊侧远中手术性牙龈乳头基部穿入,在腭侧穿出,将缝线拉到近中并到颊侧,同样经过接触区底回到手术起点,打结。

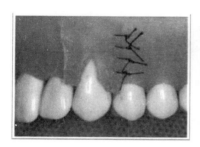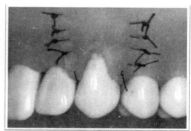

图 16-7　间断缝合及双乳头悬吊缝合

3. 游离瓣移植

(1) 受区(图 16-8)

①在釉牙骨质界的冠方 1 mm 处做较浅的水平切口。

②在牙龈退缩缺陷的近远中各延伸 3 mm 做水平切口。

③从水平切口的近远中端向根尖方向做垂直切口,以稍微斜张的方式各延伸 4～5 mm,直至进入牙槽黏膜内。

将以上切口所画出的梯形部位以半厚瓣的方式分离,暴露骨开裂根向 3～4 mm 范围的骨膜。

牙龈退缩宽度
及深度测量

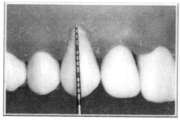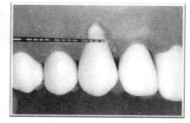

受区切口设计
及制备

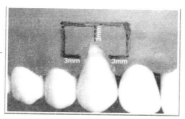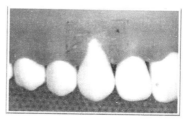

图 16-8　受区制备

（2）供区（图 16-9）：一般取自腭部，包含厚度至少为 1 mm 的上皮结缔组织，近远中宽度至少比骨开裂多 6 mm，根冠向宽度比骨开裂多 4 mm。放置时，其上缘在釉牙骨质界冠方 1 mm 处，下缘在颊侧骨嵴根尖向 3 mm 处。供区以交叉水平褥式缝合将马源性胶原蛋白固定在该区，且褥式缝合会悬吊在邻牙的颊侧表面。

①刀片以垂直于深层软组织的方式插入，先做出靠冠部的水平切口 1，与两道垂直向的松弛切口 2、3，决定腭部移植瓣的厚度。

②切口 4：将刀片深入水平切口 1 内，做水平向的倾斜，使刀片与黏膜表面平行，在松弛切口 2、3 处出刀。

③在松弛切口 2、3 的根尖部做一道相连的水平切口 5，以剥离该软组织瓣。

供区取游
离龈瓣示
意图

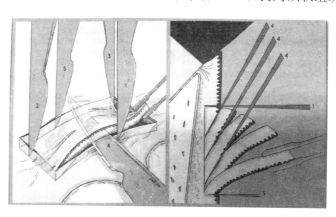

供区切口设计

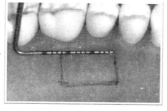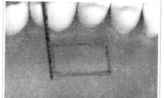

取游离龈瓣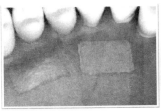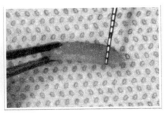

图 16-9 供区制备

（3）移植

①将游离龈瓣放置于供区，以两道间断缝合固定该移植瓣（图中 16-10a）。

②在移植瓣的下方用水平褥式缝合，将缝线锚定在骨开裂根尖的骨膜上（图 16-10b），并将该缝线悬吊在患牙的腭侧/舌侧隆突处。

③以胶原蛋白保护供区，交叉式或平行式压迫缝合法固定（图 16-10c）。

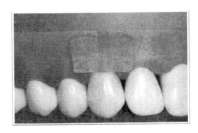

a. 游离龈瓣移植至供区

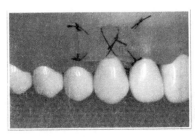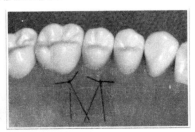

b. 受区缝合　　　　　　　　c. 供区缝合

图 16-10 游离龈瓣移植及缝合

实验十七

牙冠延长术

【目的要求】

1. 掌握牙冠延长术的定义、适应证和禁忌证。
2. 掌握牙冠延长术的基本技术和操作步骤。

【实习内容】

1. 讲解牙冠延长术的定义、适应证、禁忌证和手术方法。
2. 在仿真头模上示范和练习牙冠延长术的操作步骤和基本技术方法。

【实验器材】

1. 牙体缺损模型。
2. 牙冠延长术手术包：口镜、镊子、牙科探针、牙周探针、标记镊、记号笔、11 号尖刀片、刀柄、骨膜剥离器、8♯球钻、低速手机、10 ml 注射器、生理盐水、组织剪、线剪、持针器、缝针、缝线。
3. 牙周塞治剂、调拌板和调拌铲。

【实验原理】

1. 牙冠延长术概念　牙冠延长术是指通过手术的方法，降低龈缘位置，去除相应的牙槽骨以暴露健康的牙齿结构，使过短的临床牙冠加长，从而利于牙齿的修复或解决美观问题。

当对牙齿进行修复时，修复体边缘距牙槽嵴顶的距离必须大于生物学宽度的距离，才能保证牙周组织的健康。如果修复体边缘侵犯了生物学宽度，就会出现牙龈红肿等炎症表现和牙槽骨吸收。因此，不论是为了解决美观问题还是为了解决修复问题而实施牙冠延长术时，都要充分考虑到生物学宽度，并同时考虑形成龈沟的深度，在解决修复问题而实施牙冠延长术时还要注意修复体边缘放置的位置。

2. 牙冠延长术的适应证

（1）牙折裂达龈下，影响牙体预备、取印模及修复。

（2）龋坏达龈下、根管侧穿或牙根外吸收在牙颈 1/3 处，而该牙尚有保留价值者,需将其暴露出来,以利治疗。

(3)破坏了生物学宽度的修复体,需暴露健康的牙齿结构,重新修复者。

(4)临床牙冠过短,修复体难以固位,或无法粘贴正畸装置者。

(5)露龈笑,需改善美观者。

3. 牙冠延长术的禁忌证

(1)牙根过短、冠根比例失调者。

(2)牙齿折断达龈下过多,术后剩余牙槽骨高度不足以支持牙齿行使功能者。

(3)为暴露牙齿断缘需切除的牙槽骨过多,会导致与邻牙不协调或明显地损害邻牙者。

(4)全身情况不宜手术者。

【方法步骤】

1. 麻醉与消毒。

2. 切口　探明牙断端的位置及范围,估计术后龈缘应在的位置,据此设计切口。如为前牙,应考虑使术后龈缘位置与邻牙相协调;如为前牙美容的牙冠延长术,切口位置应遵循牙龈的生理外形,注意中切牙、侧切牙及尖牙龈缘位置的关系。根据术后龈缘的新位置而确定内斜切口的位置。若附着龈宽度不足,则需采用根向复位瓣术(图17-1)。

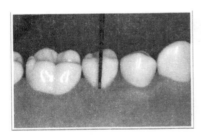
a. 探明断端

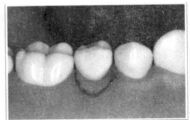
b. 设计切口位置

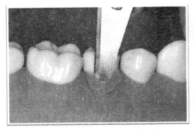
c. 内斜切口及沟内切口

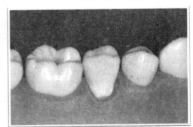
d. 切除牙龈

图17-1　切口设计

3. 翻瓣与刮治　翻瓣,并除去被切除的牙龈,暴露根面或牙根断面(图 17－2)。

4. 观察及测量骨嵴的位置(图 17－3)。

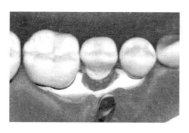
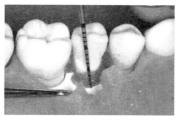

图 17－2　翻瓣　　　　　　　图 17－3　测量骨嵴位置

5. 骨切除及骨修整　进行骨修整,切除部分支持骨,使骨嵴高度位置能满足术后生物学宽度的需要,骨嵴顶需降至牙断缘根方至少 3 mm 处。在骨修整时,还需注意使该处的骨嵴高度与其他部位及邻牙的骨嵴逐渐移行,不可有明显的悬殊,这样才能在术后获得良好的牙龈外形(图 17－4)。

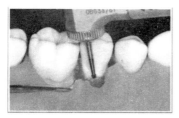
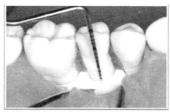

a. 慢机球钻修整牙槽骨　　　b. 测量牙槽嵴顶与断端距离

图 17－4　骨修整

6. 根面平整　彻底进行根面平整,去除根面上残余的牙周膜纤维,防止术后形成再附着。

7. 龈瓣的修剪、复位及缝合　修整龈瓣的外形和适宜的厚度,龈瓣过厚会影响术后牙龈缘的外形,如过薄会出现牙龈退缩。然后,将龈瓣复位缝合于牙槽嵴顶处水平。一般采用牙间间断缝合,必要时可配合水平或垂直褥式缝合(图 17－5)。如为根向复位瓣术,则需采用悬吊缝合。

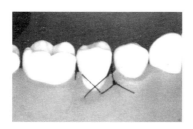

图 17－5　缝合

8. 放置牙周保护剂　在冲洗、压迫、止血后,观察龈缘的位置及牙齿暴露情况,然后放置牙周塞治剂。

9. 术后护理　24 h 内手术区不刷牙,可进软食,可用 0.1% 氯己定含漱液,每天 2 次,每次 15 ml 含漱 1 min,以达到术后控制菌斑的目的。一般不用内服抗生素。5～7 天复诊,除去牙周塞治剂。若创面较大,尚未完全愈合,必要时可再敷牙周塞治剂 1 周。

10. 牙冠延长术的术后修复时机　牙冠延长术后修复体的制作,应待组织充分愈合、重建后再开始,不宜过早。一般在术后 4～6 周组织愈合,龈缘位置基本稳定;在术后 6 周～6 个月时,仍可有 1 mm 的变化。因此,最好能够在手术后 1～2 周时先戴临时冠,永久修复体最好在术后 6 周再开始,涉及美容的修复应至少在术后 2 个月后开始。如果过早修复,往往会干扰组织的正常愈合,并在组织充分愈合后导致修复体边缘的暴露。

11. 牙冠延长术的注意事项

①术前应消除牙龈炎症,并能控制较好地控制菌斑。

②前牙应考虑龈缘位置与邻牙相协调。

③术后敏感及时处理,暂时冠修复,防复发并可诱导龈乳头形态,以获得良好的美观效果。

④注意术中系带的位置是否需要修整。

实验十八

引导性组织再生术

【目的要求】

1. 掌握引导性组织再生术(GTR)的定义、适应证。

2. 熟悉 GTR 的基本技术和操作步骤。

3. 熟悉生物膜的选择、放置和缝合技术。

【实习内容】

1. 讲解 GTR 的定义和适应证。

2. 在仿真头模上示范和练习 GTR 的操作步骤和基本技术方法,示范和练习生物膜的修剪、放置和缝合。

【实验器材】

1. 牙周翻瓣术模型。

2. GTR 手术器械　口镜、牙科镊、探针、牙周探针、标记镊、持针器、手术刀(15♯/11♯/12♯)、刀柄、斧形刀、牙周锉、骨膜剥离器、匙形器、肉芽组织刮匙、手术剪、亚甲蓝、药杯、骨粉、生物膜。

【实验原理】

牙周组织再生术(guided tissue regeneration,GTR)是用外科的方法放置一个物理屏障来选择性地分隔不同的牙周组织,阻止牙龈上皮和牙龈结缔组织向根面生长,造成空间,诱导具有牙周组织再生潜力的牙周膜细胞冠向移动并生长分化,实现牙周膜、牙槽骨、牙骨质再生,形成牙周新附着。

适应证:

(1)骨内袋:窄而深的骨内袋是 GTR 的适应证,如三壁骨袋、窄而深的二壁骨袋。

(2)根分叉病变:Ⅱ度根分叉病变,有足够的牙龈高度,以便完全覆盖术区。

(3)仅涉及唇面的牙龈退缩,邻面无牙槽骨吸收且龈乳头完好。

【方法步骤】

1. 麻醉、消毒。

2. 切口:(以改良翻瓣术为例)

(1) 水平切口(图18-1):

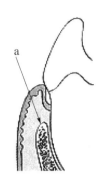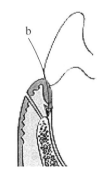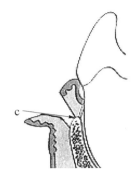

图18-1 水平切口

a. 内斜切口;b. 沟内切口;c. 牙间水平切口

第一切口:内斜切口。在距龈边缘1 mm处,循牙龈边缘的波浪形,刀尖向根尖方向,与牙根成10°~20°角切入,刀片从术区的一端唇面开始以提插式直达每个牙齿的牙槽骨嵴顶,并循牙龈的扇贝状外形行走,应注意保留牙间乳头,然后用骨膜分离器将龈瓣分离到骨嵴处。

优点为:①用手术刀锐分离的方法,彻底除去袋内壁上皮和感染组织并且可以修整骨外形。②保留了牙周袋外层的附着龈。③使软组织更易贴合在硬组织上,愈合后牙龈外形良好。

第二切口:沟内切口。将刀尖伸进牙周袋内直达袋底,将欲去除的上皮领圈肉芽、结合上皮从牙面分离(图18-2)。

第三切口:牙间水平切口。刀尖与牙长轴

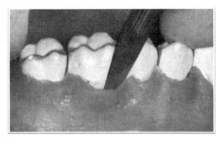

图18-2 沟内切口切开

垂直,在靠近牙槽骨嵴顶的边缘上,从骨嵴向牙面沿水平方向移动,切下已被分离的上皮领圈等组织。并应伸入邻面间隙,将已被切除的牙间乳头内层从牙面分离。

本手术优点:切除袋内壁较多,在根面平整及移去软组织壁时的进路及操作余地较大,也可以修整骨外形。同时,因为开放了牙周韧带间隙而可发挥牙周韧带的爬行附着能力。

(2) 纵形切口(图18-3):改良翻瓣术一般不作纵形切口,但有时为了更好地暴露根面和骨面,可在水平切口的两端作纵形切口。纵形切口应位于邻牙轴角处的附着龈或超过膜龈联合,并应将龈乳头包括在牙龈瓣内,不要将牙龈乳头或在牙龈的唇颊面中央切开。两侧均行纵行切口为矩形瓣,单侧行纵行切口为角形瓣。

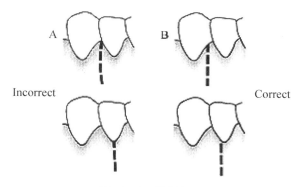

图 18 - 3　纵行切口

3. 用骨膜剥离器将瓣剥离:应使手术区完全暴露,不受膜龈联合界的限制。

4. 进行彻底的根面平整:根瓣翻开后,龈下牙石已完全暴露,用匙形刮治器彻底刮除龈下牙石,同时用刮净根分叉间及牙槽骨面的炎性肉芽组织。然后用根面锉将暴露的根面平整。

5. 用温生理盐水冲洗创面。

6. 骨粉的植入　取适量骨粉放置在小药杯中,滴加少量无菌生理盐水使骨粉润湿,并用刮匙搅拌均匀;取少量骨粉填置于缺损处,注意植入的量要适当,平齐骨袋口即可。

7. 膜的选择和放置　根据骨缺损的形态选择合适形状的膜,可对膜进行适当修剪,膜放置时应将骨缺损全部覆盖,并超过缺损边缘至少 2～3 mm。膜材料应与缺损周围的骨质密切贴合,避免折叠,还应注意防止膜向骨病损内塌陷,在膜的下方应保留一定的间隙,给具有形成新附着能力的组织提供生长的空间(图 18 - 4)。

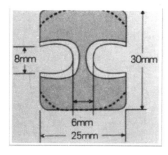
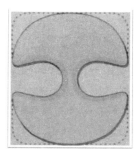
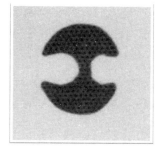

| a. 屏障膜形态标准 | b. 修剪滤纸片 | c. 按滤纸片修剪模拟屏障膜 |

图 18 - 4　膜的修整

8. 复位　将龈瓣复位,用湿纱布压迫使之与根面贴合。

9. 缝合　如为双侧翻瓣,可作间断缝合。如唇(颊)侧为翻瓣,而舌(腭)侧的牙龈被切除,可作悬吊缝合或连续悬吊缝合(图 18－5、图 18－6)

将屏障膜从患牙冠方插入

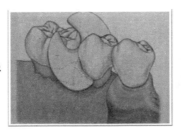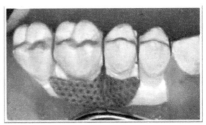

图 18－5　膜的放置及缝合

缝合远中端

缝合近中端

牙龈瓣缝合

图 18－6　缝合

10. 牙周塞治。

11. 术后处理　术后 10～14 天拆线。术后 6 周内不要探查牙周袋,以免影响附着。

12. 注意事项

(1)分离牙龈乳头时,必须尽量将龈乳头均匀分成颊舌两半,避免将分离处偏向一侧。

（2）剥离分开龈瓣时，要注意保持龈瓣组织完整，不使破损或撕裂。

（3）检查牙齿邻面及舌（腭）面的龈下牙石及炎性肉芽组织是否已经刮净，根面是否平整光洁。

（4）用剪刀修建龈瓣内侧的肉芽时，应避免将龈乳头剪平。在修剪过长的龈缘时，应保持修剪后的龈缘近似正常的牙龈曲线。

（5）唇（颊）或舌（腭）侧牙槽骨修整时，应避免降低牙槽骨的高度。

实验十九

牙槽嵴修整术

【目的要求】

1. 掌握牙槽嵴修整术的基本原则和方法
2. 掌握牙槽嵴修整术手术步骤及术后处理。

【实习内容】

1. 牙槽嵴修整术常用术式(弧形切口、角形切口、梯形切口)的基本操作要点。
2. 牙槽嵴修整手术常用缝合方法(间断缝合、悬吊缝合)和打结的基本操作要点。
3. 仿真头模上示教和练习各种牙槽嵴修整手术技术。

【实验器材】

牙槽嵴修整术模型:有缺失牙列及牙槽骨隆起的牙颌模型。

牙槽嵴修整术器械:口镜、镊子、口内外消毒用品、消毒巾、麻醉剂及注射用品、骨膜剥离器、手术刀及柄、骨凿、骨锉、咬骨钳、手术剪、持针器、止血钳、缝针、缝线、冲洗器等。

【方法步骤】

1. 牙龈瓣设计

(1) L形瓣:在邻近牙槽骨畸形的部位选择"L"形切口,大小以翻起黏骨膜瓣后能充分暴露和去除骨组织为准,切口低端勿越过前庭沟(图19-1)。

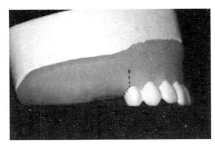

图 19-1　L形瓣

（2）梯形瓣:在邻近牙槽骨畸形部位选择梯形切口。大小以翻起粘骨膜瓣后能充分显露和去除骨组织为准。手术区较广者多用底边在前庭沟的梯形切口,切口底端切勿越过口腔前庭沟(图 19-2)。

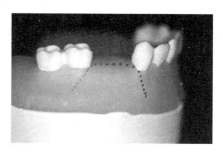

图 19-2　梯形瓣

2. 翻瓣　黏骨膜组织瓣往往小而脆弱,容易造成撕裂伤,所以动作应仔细、轻柔,用薄锐的骨膜分离器完成。瓣底部不要翻开过多,以能显露骨尖、便于去骨操作为宜,切勿越过唇颊沟,避免术后广泛血肿及水肿(图 19-3)。

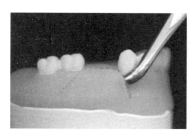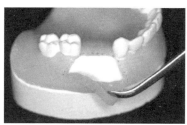

图 19-3　翻瓣

3. 去骨　一般用咬骨钳或骨锉去骨。用单面骨锉时,斜面应与骨面平行,沿骨嵴长轴方向由近中向远中。注意骨凿斜面应贴骨面,逐量去骨,避免去骨过多或造成新的骨尖畸形(图 19-4)。

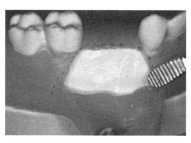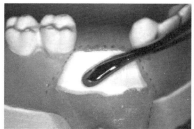

图 19-4　去骨

4. 缝合 去骨后用骨锉锉平骨面,冲洗清除骨屑,黏膜瓣复位后用手指触摸检查,若有骨尖继续锉平。黏膜瓣过多时应作粘骨膜瓣切缘修剪,最后间断或连续缝合创口(图 19-5)。

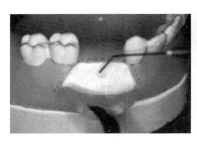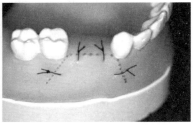

图 19-5 冲洗缝合

实验二十
颌间结扎与牵引固定术

【目的要求】

1. 掌握颌间结扎的种类。
2. 掌握颌间牵引固定术的常用方法。

【实习内容】

1. 颌间结扎和牵引技术的基本操作要点。
2. 颌间结扎(单钩牙弓夹板固定、小环颌间结扎固定)的基本操作要点。
3. 仿真头模示教和练习各种牙弓夹板结扎手术技术。

【实验器材】

颌间结扎模型:有牙间隙及牙龈的牙颌模型。

颌间结扎手术器械:口镜、牙弓夹板(一副)、持针器(2把)、0.5 mm结扎丝、钢丝剪

【方法步骤】

1. 牙弓夹板固定(图20-1)

(1) 牙弓夹板固定:金属结扎丝一端由牙间隙近中穿入远中穿出,以上下方式将牙弓夹板包绕,如此类推将带钩牙弓夹板用金属结扎丝固定在上、下颌牙齿上。

(2) 颌间牵引固定:用橡皮圈套在上、下颌牙弓夹板的挂钩上,可进行颌间牵引复位,也可作为颌间固定的方法;如只作为颌间固定的方法,也可用金属结扎丝将上、下颌的牙弓夹板拴接在一起。

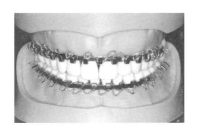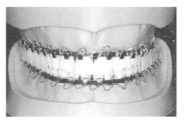

图20-1　牙弓夹板固定

2. 小环颌间结扎固定(图 20 - 2)

(1) 小环固定:将金属结扎丝先行做成小环状,穿入所需固定牙齿的两牙邻间隙,金属丝的两端分别从邻牙近远中穿出,并将近中端金属丝穿过预留在邻间隙的小环中,与远中端金属丝固定,剪除末端多余金属丝。

(2) 颌间结扎:在上、下颌相对的几组牙上结扎(通常为后牙),然后用另外的结扎丝将上、下相对的小环逐个结扎拧紧,从而达到颌间固定的目的。

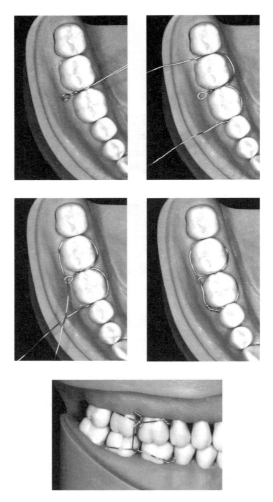

图 20 - 2　小环颌间结扎固定

实验二十一
头颌绷带固定技术

【目的要求】

    1. 掌握颌面绷带包扎的种类

    2. 掌握颌面部常用绷带包扎技术。

【实习内容】

    1. 颌面部各类绷带包扎的基本操作要点。

    2. 颌面部绷带包扎的作用,绷带的种类。

    3. 颌面部绷带包扎的注意事项。

    4. 头模示教和练习各种绷带包扎技术。

【实验器材】

    1. 颌面部绷带包扎模型:头模。

    2. 实验材料:医用绷带(8 cm×10 cm)、线剪、医用胶布。

【方法步骤】

    1. 交叉十字绷带(图 21-1)　该方法在口腔颌面外科应用很广,常用于耳前区、耳后区、腮腺区、下颌下区、颏下区及上颈部伤口的包扎,且加压可靠牢固,绷带不易滑脱。

    方法:绷带先由额部至枕部环绕两圈,再反折绷带向下,经一侧的耳前区、颏部至对侧耳后部,向上经头顶部再到同侧耳前;再经额部到对侧耳前,再经头顶部向下到同侧耳后;再向前经下颌下、颏部到对侧耳后,如此反复。简单概括为:环绕头顶两圈→一侧耳前(如为右侧耳前)→对侧耳后(左侧耳后)→同侧耳前(右侧耳前)→对侧耳前(左侧耳前)→同侧耳后(右侧耳后)→对侧耳后(左侧耳后)→同侧耳前(右侧耳前)→对侧耳前(左侧耳前)→同侧耳后(右侧耳后)→对侧耳后(左侧耳后)→同侧耳前(右侧耳前)……最后再做由额部至枕部环绕,以防止绷带滑脱,止端打结或以胶布固定。

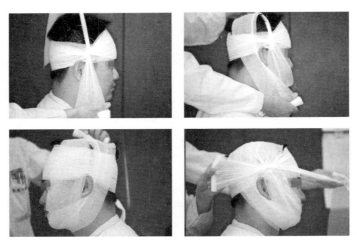

图 21‑1　交叉十字绷带

2. "8"字绷带包扎(巴唐绷带)(图 21‑2)　自顶部开始,经一侧耳前绕颏部至对侧耳前。再越顶部回至同侧耳上反折,行颏枕环绕一圈再回至同侧,继绕枕部经对侧下颌体,包绕颏部再回至同侧枕部。如欲多缠绕几圈加固,则可反复循此途径进行。简单概括为:颏部—颅顶—枕骨粗隆。

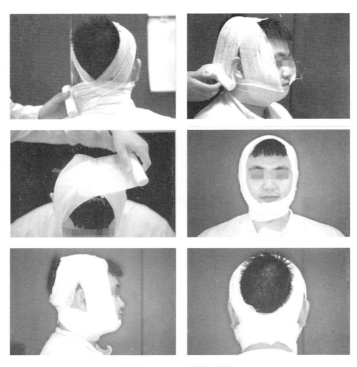

图 21‑2　"8"字绷带

3. 单眼交叉绷带(图 21 - 3)　常用于半侧头部、眼部、耳部、上颌骨、面颊部、手术后的创口包扎。方法：①于鼻根健侧先放置一截 30 cm 左右、上下斜行的绷带或纱布条，并在患侧眶周、耳前后垫以纱布卷；②绷带自额部开始，先绕额枕两圈，继而斜经头后绕之患侧耳下并斜行向上经同侧颊部，眶下至鼻背，健侧眶上；③如此环绕数周，每周必须覆盖前一层绷带的 1/3～1/2；④留置的短绷带或纱布条打结收缩，以暴露健眼。

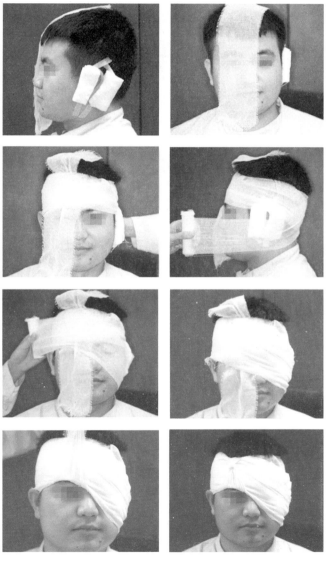

图 21 - 3　单眼交叉绷带

4. 四尾带包扎法（图 21 - 4）　一段绷带两端剪开形成四个带头（带长 70 cm 左右），四尾带中份置于需要包扎或压迫的部位，上两头在头顶打结；下两头在枕下打结。顶枕两头再相互拴结。四尾带中份包入圆柱状纱布，可增加压迫效果；在两侧耳前上下头交叉打结可避免压迫耳廓。

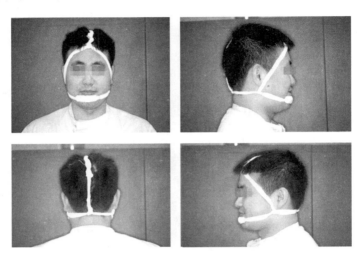

图 21 - 4　四尾带包扎法

实验二十二

腭裂外科修复术

【目的要求】

1. 了解腭裂外科修复的不同方法。
2. 了解腭裂外科的手术器械。
3. 掌握腭裂修复手术的基本方法。
4. 掌握腭裂修复手术的缝合方法。

【实习内容】

1. 掌握腭裂修复术切口设计原则。
2. 掌握腭裂修复手术缝合的基本方法。
3. 在仿真头模上示教和练习腭裂修复成形术(Two Flap 法)。

【实验器材】

1. 腭裂模型　有腭裂的上颌模型。
2. 腭裂手术器械　口镜、15 号刀片、刀柄、腭裂剥离子、血管钳、持针器、缝针、缝线、线剪。
3. 腭裂填塞纱条。

【方法步骤】

Two Flap 法腭裂修复手术步骤:

1. 体位　将仿真头模调节为平卧,头后仰(图 22 - 1)。
2. 设计切口　距离牙龈缘 1～2 mm 处设计平行于腭侧龈缘切口,两侧绕过上颌结节后内方至硬腭。应注意,切口在硬腭深达腭骨骨面;勿超过翼下颌韧带外侧,以免仿生腭瓣模型后缘完全脱离(图 22 - 2)。

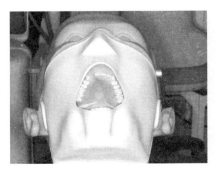

图 22-1　体位

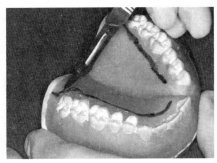

图 22-2　设计切口

3. 剖开裂隙缘：沿裂隙边缘，由前向后直抵腭垂末端，小心将边缘组织剖开。用力适中，刀刃必须锋利，因这部分组织十分脆弱，极易造成撕裂（图 22-3）。

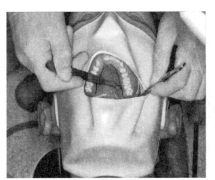

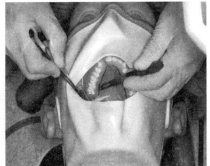

图 22-3　剖开裂隙像

4. 剥离黏骨膜瓣　以剥离器插入龈缘处松弛切口，向内侧剥离直抵裂隙边缘，将硬腭的粘骨膜组织与骨面分离，使两侧腭瓣充分松弛，能在中央缝合（图 22-4）。

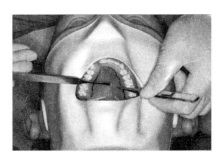

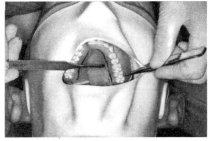

图 22-4　剥离黏骨瓣

5. 缝合　由后向前依次缝合硬软腭黏膜(图 22 - 5)。

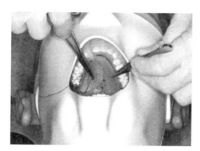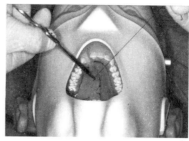

图 22 - 5　缝合

6. 填塞创口　以包裹碘仿纱条的油纱布填塞于两侧松弛切口处,减少组织张力,利于伤口愈合。

实验二十三

显微外科基本技术

【目的要求】

1. 了解显微镜下手术的特点及显微外科技术的训练要求。

2. 掌握常用的显微外科基本操作。

3. 了解显微外科血管吻合的方法、基本程序及注意事项。

【实习内容】

1. 显微外科器械的识别。

2. 手术显微镜下模拟基本操作。

3. 橡皮片和橡皮管缝合训练。

【实验器材】

1. 显微外科器械　显微镜、组织剪、线剪、持针器、血管钳、组织镊、血管夹、微创缝线(9/0)。

2. 橡皮片、橡皮管。

【方法步骤】

(一)显微镜下的手术特点及显微外科技术的训练要求

手术特点：

1. 镜下视野小,手术器械和针线常越出视野范围而难以寻找。

2. 由于景深有限,显微镜或术者略有移动即出现手术野模糊。

3. 细微的抖动就会影响操作。

实验要求：

1. 熟悉显微镜功能及镜下感觉,消除复视,建立立体感。

2. 训练手的动作要轻柔、稳健,动作幅度小,培养镜下准确的位置感。

3. 训练切开、缝合、打结、剪线能在一个平面上进行,避免上下移动,出现视物模糊现象。

4. 训练将前臂靠在手术台面上,通过发挥拇指、食指和手腕的协调动作使用器械。

5. 训练眼睛不离目镜,在镜下练习切开、分离、缝合、打结等基本操作。

(二) 显微外科基本操作练习

1. 将 1.5 cm×1.0 cm 大小的橡皮片先行固定于底面的海绵上(图 23-1)。
基本要求:

(1) 采用 9-0 缝线,针距、边距匀称,避免过密过疏。

(2) 动作轻巧,用力适度,缝针无变形,缝线无断裂。

(3) 每次打结前线头长度恒定(一般为镜下 1 cm)。

(4) 眼睛不离视野,每缝合完一针即采取回针法或线尾循针法。

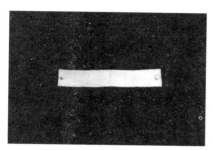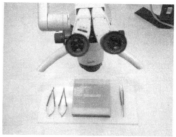

图 23-1　显微外科基本操作练习

2. 橡皮管缝合成形(图 23-2)　先将 1.5 cm×0.5 cm 的橡皮片两端缝合固定于底面的海绵上,然后将皮片缝成管形。

基本要求:

(1) 采用 9-0 缝线,针距 1 mm,边距 1 mm,留线 2 mm。

(2) 缝合过程中橡皮管不能从海绵上松脱。

(3) 对合位置精确,线间皮片无皱褶。

(4) 平均速度达到 1 针/min 以上。

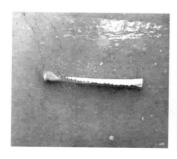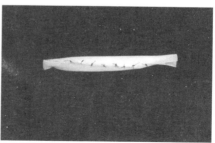

图 23-2　橡皮管缝合练习

3. 橡皮管吻合训练(图 23-3)　将橡皮管沿与其长轴垂直剪开,然后按 8 针缝合法吻合成形,每隔 0.3 cm 完成 1 个吻合,共计 4 个吻合口。

基本要求:

(1) 对位准确,吻合后外形好。

(2) 采用 11-0 缝线,缝合边距 1 mm,留线 2 mm。

(3) 夹持管壁、提线、打结应动作轻巧,缝合过程中橡皮管勿松脱。

(4) 缝合速度应超过 1 个吻合口/10 min。

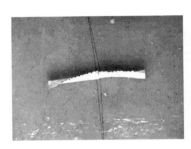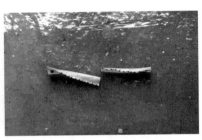

图 23-3 橡皮管吻合训练

实验二十四

成形外科基本技术

【目的要求】

1. 掌握成形外科基本缝合技术。

2. 掌握滑行皮瓣、旋转皮瓣及易位皮瓣的设计和手术方法。

【实习内容】

1. 成形外科基本缝合技术、邻近组织瓣的分类、设计及手术方法。

2. 在模型上示教和练习各种成形外科缝合技术,邻近组织瓣模拟操作。

【实验器械】

1. 成形外科模型　3D打印仿真皮肤

2. 手术器械　手术刀片(15♯),手术刀柄,持针器,止血钳,手术缝针缝线,手术剪,标记笔。

【方法和步骤】

1. 间断缝合法　每缝一针即打成一结,互不相连。在成形外科缝合伤口时,先将创缘向两侧略加剥离,再将真皮下对位间断缝合,并将结打在深层,以防线头自创缘突出。真皮下对位缝合可减少表面创缘的张力,因而切口表面对位缝合时(尤其在面部)可用5-0或6-0丝线,间距3～4 mm,间断缝合,进针靠近创缘约2～3 mm(图24-1)。

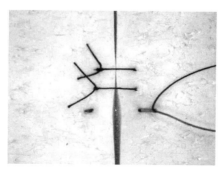

图24-1　间断缝合法

2. 皮内缝合法 在真皮底层进行妥善缝合,可使创缘更紧密地对合,缝合方法是将针先从一侧真皮深层向其表浅部穿出,再由对侧真皮浅层向深层穿出,然后打结(图 24-2)。

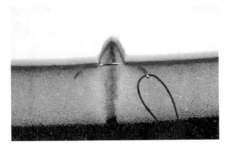

图 24-2 皮内缝合法

3. 褥式缝合法 常用的有水平褥式(横式)与垂直褥式(纵式)缝合法两种,水平褥式缝合法是两个间断缝合联合而成,垂直褥式系为深浅二层缝线在一个水平上。这二种缝合方法均可使创口边缘外翻,对位良好,多用于创缘容易内卷的伤口上。有时为了减少切口的张力,可用双圈式褥式缝合法,也称之鞭绳缝合法(图 24-3、图 24-4)。

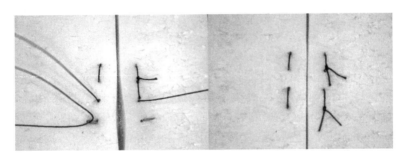

图 24-3 水平褥式

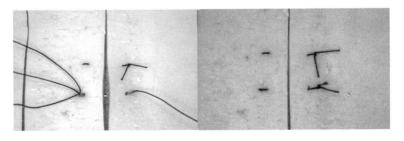

图 24-4 垂直褥式

4. 连续缝合法(图 24-5)　常用于皮片移植时的缝合,可节约时间,加速手术的进行。缺点是一处断裂就会发生全部缝线松开。故应避免在皮瓣移植或一般切口缝合时应用。

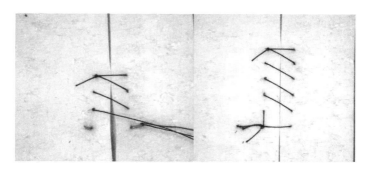

图 24-5　连续缝合法

滑行皮瓣、旋转皮瓣、易位皮瓣的设计和手术方法

1. 滑行皮瓣　是利用缺损创面周围皮肤的弹性和可移动性,在缺损区的一侧或两侧设计皮瓣,经切开及剥离掀起后,向缺损区滑行延伸以封闭创面。设计时,皮瓣的长宽比例不超过 1∶4,蒂部要足够宽,避免皮瓣远端缺血坏死(图 24-6)。

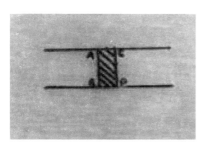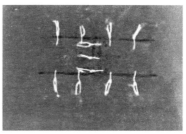

图 24-6　滑行皮瓣

2. 旋转皮瓣　旋转皮瓣必须根据缺损区周围正常皮肤的弹性、可移动性进行设计,首先其旋转弧切口张度一般为缺损区宽度的 4 倍;皮瓣的长度(相当于旋转半径)应较创缘略长(约>20%),若等长或稍短,转移后必然会在旋转轴线上产生张力,最紧的地方也就是最远的地方所产生的张力最大,一般称之为最大张力线,在设计时要克服这条线的张力(图 24-7)。

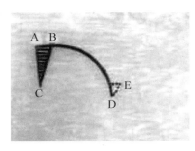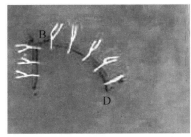

图 24-7　旋转皮瓣

3. 易位皮瓣　又称为交错皮瓣,是成形外科应用最多、最广的一种局部皮瓣。主要包括菱形瓣及对偶三角瓣等。

(1) 交错瓣(图 24-8)

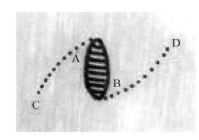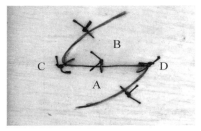

图 24-8　交错瓣

(2) 菱形瓣(图 24-9)　在拟切除病灶处设计菱形切除,计划的菱形缺损角度为 60°和 120°。设计的供区皮瓣从平分 120°的位置发出,其长度与缺损处菱形的边长一致,然后转向上或下,长度与缺损处菱形的边长一致同时与缺损处菱形的边相平行,角度为 60°。需要注意的是,供区皮肤应选择在张力较小的部位。

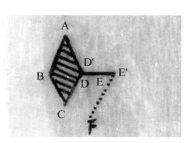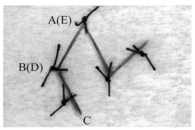

图 24-9　菱形瓣

(3) 对偶三角瓣(图 24-10)　是以挛缩线作纵轴,分别在轴的末端向相对方向作一斜线,形成大小、形状完全相同而方向相反的两个三角形皮瓣。一般斜线与轴线之间以45°角较好,将这二个三角形皮瓣切开剥离后,互换位置后予以缝合,即可使挛缩得以松解。Z成形术即可以改变瘢痕的方向,使之与皮纹相符合;又可以增长局部的长度,改变其挛缩状态。

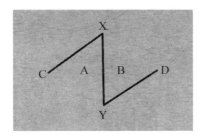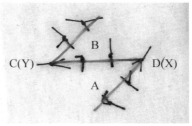

图 24 - 10　对偶三角瓣

实验二十五

上颌前牙瓷贴面修复牙体预备

【目的要求】

1. 掌握上颌前牙瓷贴面预备前硅橡胶导板的制作。

2. 掌握上颌前牙瓷贴面的牙体预备方法,重点掌握切端对接式瓷贴面的预备方法。

【实习内容】

1. 硅橡胶印模材料的混合方法。

2. 学习制作硅橡胶备牙导板。

3. 在仿头模上进行 21 全瓷贴面牙体预备。

【实验器材】

1. 仿头模、涡轮机、口腔治疗器械盘。

2. 瓷贴面备牙套装车针、牙周探针。

3. 油泥型硅橡胶、手术刀。

【方法步骤】

1. 制作硅橡胶备牙导板

(1) 操作者洗净双手、擦干,注意不能佩戴乳胶手套。取适量硅橡胶,使用第一指节将两份材料快速混合,直到两种颜色混合至均匀一致后用手心搓成条状,从唇侧或腭侧越过切端覆盖至对侧,范围至少覆盖拟预备牙体旁边的两颗牙齿,待材料固化后取下硅橡胶导板。相同的方法制备两个硅橡胶导板,在口内试戴,确定可以完全贴合牙齿(图 25-1)。

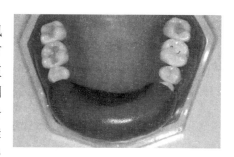

图 25-1　制作硅橡胶导板

(2) 制备唇侧导板:唇侧导板保留一端固位,去除预备牙周围及另一端牙齿的切端及舌侧硅橡胶,保留唇侧硅橡胶,并用手术刀分别于导板唇面切 1/3,中 1/3,

颈 1/3 用刀片切开,但不离断。这个硅橡胶导板的作用是可以检测唇面不同位置牙体预备的深度(图 25 - 2)。

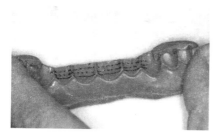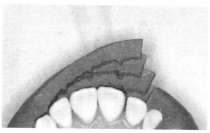

图 25 - 2　唇侧导板制作

(3) 制备矢状面导板:将另一个制作好的硅橡胶导板用手术刀从拟预备牙的正中沿颊舌向切开,复位后该导板可以从近远中向观察预备体的唇面、切端和舌侧(图 25 - 3)。

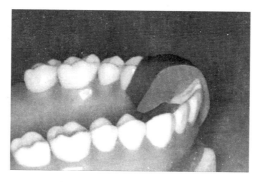

图 25 - 3　矢状面导板制作

2. 牙体预备

(1) 切端预备:瓷贴面的切端预备形式主要有包绕型、对接型、开窗型三种。包绕型瓷贴面适用于切端较厚的牙体,比如尖牙的预备,预备时切端磨除 1～1.5 mm,然后再向腭侧继续预备 0.5～1 mm,注意终止线不要位于咬合接触区。对接型瓷贴面临床应用较为广泛,适用于需改变切端长度的、切端牙体较薄的上前牙或下前牙,预备时切端磨除 1～1.5 mm,腭侧不预备。开窗型适用于不需改变切端长度的牙体,切端不预备,仅预备唇面。研究表明,覆盖切缘的预备方式可将咬合应力分散防止修复体折裂(图 25 - 4～图 25 - 6)。

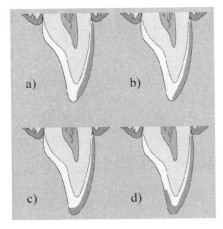

图 25 - 4　贴面的几种预备方式

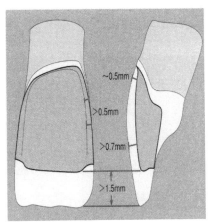

图 25 - 5　牙体预备量

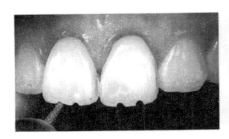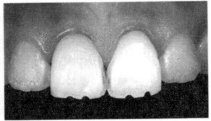

图 25 - 6　切端预备

　　（2）唇面预备：全瓷贴面的牙体制备基本不存在固位型，它的固位完全依靠树脂水门汀与牙形成牢固的粘接，同时为了最大限度地防止继发龋、牙过敏等症状，牙体制备应尽可能止于牙釉质内。考虑到中国人牙釉质的实际厚度，中切牙釉质厚度约 1 mm 以上，向牙颈部移行渐渐变薄，到达颈部约 0.5 mm。因此贴面唇面的牙体预备量在切端、中央、颈部分别为 0.7 mm、0.5 mm 和 0.3 mm。预备时可使用两轮或三轮深度标记车针在釉质切端、中央、颈部分别磨出引导沟，如果没有轮形定深车针也可以采用直径 1 mm 的球形金刚砂车针定深。然后以锥形或柱状圆头金刚砂车针以引导沟为基准，均匀的磨除牙釉质，**注意**：从颈部到切端分两段预备。预备时可随时将硅橡胶唇侧导板复位检测并指导唇侧预备量（图 25 - 7）。

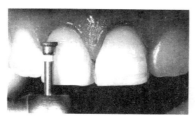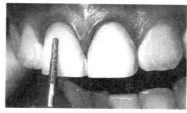

图 25-7　唇面预备

（3）邻面预备：牙齿间有正常的邻接关系时，牙体预备不应破坏邻面接触，但应到达接触点唇侧，并使其从唇侧不易被看到。如果前牙间因为龋坏、过小存在间隙，本身丧失邻接关系，那么邻面制备时应该去除邻面倒凹，并将终止线位于腭侧。

（4）龈缘预备：一般颈部边缘的位置放置在平齐龈缘或龈缘以上，但在基牙严重变色的情况下，为了更好地恢复牙颈部的美观，可将边缘放置在龈缘稍下方。但需注意如果设计龈下边缘，进行边缘预备前必须排龈以减少牙龈损伤。预备时采用圆头金刚砂车针（如马尼 TR13），在邻面和颈部肩台处形成光滑连续的浅凹形肩台，预备宽度为 0.5 mm（图 25-8、图 25-9）。

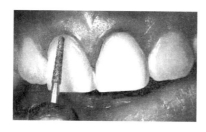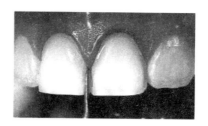

图 25-8　龈缘预备　　　　　　　图 25-9　邻面修整

3. 精修抛光　采用抛光车针修整牙磨切面，去除牙体表面过薄、过锐的部分，修整凹凸不平的地方。

实验二十六

全瓷材料粘接技术

【目的要求】

    1. 掌握全瓷修复体粘接技术。

    2. 掌握经典的酸蚀—冲洗型树脂水门汀临床操作步骤

【实习内容】

    在仿头模上进行 11 全瓷冠(瓷贴面)的粘接。

【实验器材】

    1. 仿头模、口腔治疗器械盘。

    2. 11 全瓷冠、树脂粘接套装、9％氢氟酸、37％磷酸、硅烷偶联剂、小毛刷、光固化灯、牙线、棉卷。

【方法步骤】

    1. 去除临时修复体,注意临时修复体不能采用含有丁香酚类的粘固剂进行粘接,因为它会影响树脂粘接剂的聚合,从而减小后期修复体的强度,造成失败。试戴前基牙必须彻底清洁,为达到这一目的,需要用无纹橡皮杯或毛刷蘸不含氟的浮石粉清洁牙体表面。

    2. 检查试戴完成的全瓷修复体,肩台完全就位,探针检查无悬突,边缘连续一致。用牙线或者薄型咬合纸检查邻接关系,牙线需有阻力通过,咬合纸需有阻力完整抽出。最后检查咬合关系,正中咬合时有广泛接触,前伸咬合时无早接触。

    3. 全瓷修复体处理

    (1) 氢氟酸酸蚀:目前临床常用的全瓷材料有:长石质陶瓷、白榴石增强的长石质陶瓷、二硅酸锂陶瓷、氧化铝陶瓷和氧化锆陶瓷。除了氧化铝和氧化锆陶瓷不能被氢氟酸酸蚀,其他玻璃陶瓷因为含有大量的玻璃成分均可以被氢氟酸酸蚀。二硅酸锂陶瓷操作时采用 9％HF 酸蚀修复体粘接面 20 s,如使用 4％的氢氟酸,其相应的酸蚀时间要延长一倍,然后用陶瓷酸蚀凝胶套装中的中和粉中和多余的氢氟酸。使用氢氟酸时需注意严格防护,佩戴橡胶手套、面罩或护目镜,切勿将酸蚀剂沾到皮肤上,如皮肤上有酸蚀剂,应立即用大量流水冲洗(图 26 - 1、图 26 - 2)。

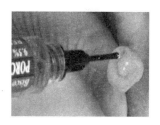

图 26 - 1　氢氟酸酸蚀

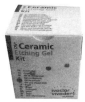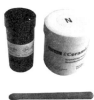

图 26 - 2　氢氟酸中和粉

（2）涂布硅烷偶联剂：在牙体表面涂布硅烷偶联剂，自然干燥 1 min 后用气枪轻吹进行干燥。玻璃陶瓷属于传统硅酸盐基陶瓷，其表面硅含量高，因此使用硅烷偶联剂能够使其表面与树脂粘接剂产生化学结合，处理后的陶瓷表面能对树脂粘接剂产生更好的润湿性，从而获得更好的陶瓷树脂粘接界面（图 26 - 3）。

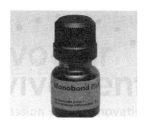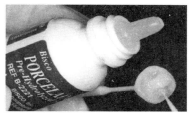

图 26 - 3　硅烷偶联剂

4. 基牙表面处理（图 26 - 4）

（1）酸蚀：利用棉卷进行有效隔湿，有条件的话可采用橡皮障，涂布 37% 磷酸酸蚀剂于牙体粘接面上，注意不要接触到邻牙及牙龈，牙釉质区保持 15～30 s，牙本质区 10～15 s；酸蚀结束后用大量的水冲洗 30 s，去除酸蚀剂。

（2）涂布粘接剂：用无油空气吹去多余水分并保持一定的湿度，涂布一层或两层粘接剂，轻吹使其均匀分散，必要时光照 20 s。

如果使用自粘接型树脂水门汀，那么基牙表面无须进行酸蚀处理，可以去除临时粘接剂后使用酒精消毒，然后直接进行粘接步骤。

H_3PO_4酸蚀

冲洗和乙醇干燥

应用粘接树脂

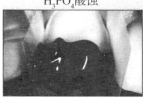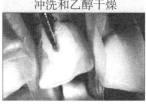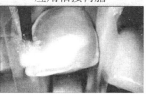

图 26 - 4　基牙处理

5. 粘接　用混合头混合树脂粘接剂,混合后从底部开始向修复体组织面输送树脂粘接剂,按压修复体就位并保持稳定,用光固化灯点式固化 3～4 s,迅速用探针去除龈缘多余的树脂,同时利用牙线去除邻接区多余树脂。然后唇颊侧和腭侧重复长时间照射 40 s,完成树脂聚合过程。

6. 精修抛光　仔细去除修复体边缘残余树脂,可以使用抛光车针对龈缘进行精修和抛光,形成光滑的冠边缘。

实验二十七

上颌前牙纤维桩修复

【目的要求】

1. 掌握桩冠牙体预备的步骤和要点。

2. 掌握纤维桩修复操作步骤。

【实习内容】

1. 上颌前牙冠修复牙体预备。

2. 上颌前牙根管预备。

3. 在仿头模上进行前牙纤维桩修复。

【实验器材】

1. 仿头模、含完成根管治疗的离体前牙的石膏模型、前牙 X 光片、涡轮机、口腔治疗器械盘。

2. 备牙套装车针、G 钻、P 钻、纤维桩配套车针、纤维桩。

3. 核树脂材料、纸尖、小毛刷、光固化灯。

【方法步骤】

1. **牙体预备**　纤维桩修复前首先进行牙体预备,用备牙套装车针(如马尼 TR-13、TR-11 及 EX-21)依据全冠牙体预备要求预备前牙残冠,唇舌、近远中磨除量同烤瓷全冠,终止线位于龈上或齐龈;去尽原有充填体、腐质,去除薄壁弱尖,保证剩余牙本质厚度大于 1 mm。修整牙本质肩领,形成完整的牙本质环,高度≥1.5 mm(图 27 - 1、图 27 - 2)。

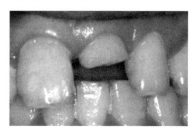
　　图 27 - 1　牙体初步预备

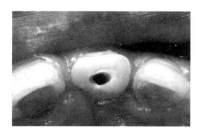
　　图 27 - 2　根管桩道预备

2. 根管预备　采用 G 型及 P 型扩孔钻(图 27-3～图 27-5)。

(1) 根据 X 线片,了解牙根长短、粗细及根管充填情况,注意根管走向,充填的根管影像是否位于牙根中央。参考治疗记录,确定预备长度,在钻针上用橡皮止动片标记。

(2) 用 2 号 G 型扩孔钻顺根管方向轻轻钻入,顺势由浅入深将根管内充填材料逐步取出,遇到阻力时应停钻并调整钻针方向,确保针尖在根管充填物内后再向根端钻磨。根管预备的深度达根长的 2/3～3/4,要求骨内桩长度大于骨内根长度的 1/2,同时保证根尖区至少有 4 mm 封闭区,宽度为牙根横径的 1/3,形态与牙根外形基本一致。2 号钻到达既定深度后再使用 3 号 G 型扩孔钻继续进入。

(3) 依据根管粗细选用 2 号、3 号 P 型扩孔钻将根管壁上的根充物清理干净并修整平滑,若根管横径达不到桩的强度要求,可进一步扩大根管,但应保持预备长度不变。

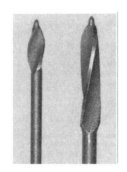 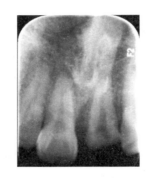 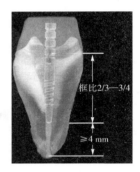

图 27-3　G 钻和 P 钻　　图 27-4　X 光片检查桩道预备深度　　图 27-5　桩道长度要求

3. 纤维桩粘接

(1) 试桩:根据根管直径选择合适的纤维桩,使用纤维桩配套车针成形根管,检查纤维桩戴入深度是否和根管预备深度一致。如不能达到预备深度,需要考虑纤维桩直径选择过大。如戴入后毫无摩擦感可考虑选择大一号的纤维桩,但需确保桩核到达预备深度(图 27-6)。

(2) 粘桩:酒精消毒桩道,彻底干燥,用根管毛刷涂布粘接剂,可根据产品说明多次涂布,然后用纸尖吸干多余的粘接剂,防止光固化后根尖区粘接剂硬固导致纤维桩无法完全就位,操作结束后光固化 20 s。使用注射头将流动性复合树脂桩核材料从根管底部逐步后退注满桩道,插入试戴好的纤维桩后,可以上下提拉有助于排出气泡,然后进行初步光固化,之后继续分层堆塑核材料,最后进行充分的光固化(图 27-7)。

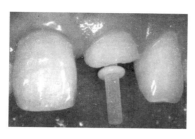

图 27-6 试桩

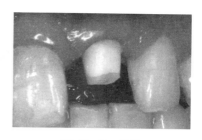

图 27-7 塑核

（3）精修：光固化后进行桩核外形的预备及精修，磨除纤维桩多余部分，用TR-13、TR-14 及 EX-21 车针预备成型，修整边缘，视边缘设计情况选择排龈操作，完成牙体最终预备。

实验二十八
后牙三单位固定桥牙体预备

【目的要求】

1. 理解固定桥的基本理论。

2. 掌握后牙固定桥的牙体预备方法,重点掌握如何获得多个基牙共同就位道。

【实习内容】

完成后牙金属烤瓷固定桥的牙体预备。

【实验器材】

1. 仿头模、涡轮机、口腔治疗器械盘。

2. 46 缺失的下颌模型、牙体预备车针套装。

3. 排龈线、排龈器。

【方法步骤】

1. 考虑到患者开口度的问题,我们先进行后方牙齿,也就是 47 烤瓷全冠的牙体预备,防止长时间牙体制备后患者开口度减小。

(1) 𬌗面磨除:首先预备深度指示沟,沿𬌗面沟、嵴等外形转折处形成一定深度的指示沟,指示沟的深度在功能尖大约为 1.5 mm,在非功能尖约为 1.2 mm(留下少量后期修整的量)。然后磨除𬌗面牙体组织,即磨除指示沟间的牙体组织。具体分两步进行:首先磨除牙合面的近中或远中一半,保留另一半作为对照,然后再磨除另一半牙体组织(图 28 - 1)。

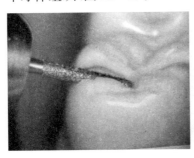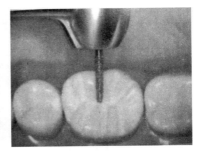

图 28 - 1　𬌗面预备定深沟

（2）轴面磨除：同样首先预备轴面定深沟，用工作端直径约 1.0 mm 的中粗圆头长钻针(如马尼 TR-13)制备。定深沟与设计的全冠就位道平行，通常与牙体长轴平行。定深沟的深度为金刚砂钻针圆头全部没入牙体组织，定深沟确定了全冠的就位道和各轴壁预备的方向和大致磨除量。颊舌面磨除时可以先磨除颊或舌面的一半，以另一半的牙体组织作为参考，然后再磨除另一半。越过轴角的部分尽量向接触区扩展以减小接触区的宽度。最终磨除定位沟之间的牙体组织，同时在龈端形成颊侧 0.8～1.0 mm 宽的深凹型肩台，舌侧 0.3～0.5 mm 宽的浅凹型肩台（图 28-2、图 28-3）。

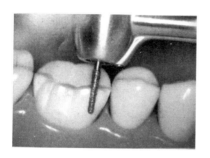
图 28-2　轴面定深

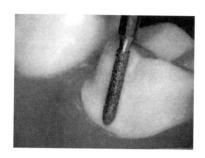
图 28-3　轴面磨除

（3）邻面的磨除：先选用一细针状金刚砂钻针(如 TR-11 钻针)置于预备牙邻面接触点以内，用上下拉锯动作沿颊舌方向慢慢通过邻面，注意磨削面的龈缘保持在接触区的龈方，以确保将患牙和邻牙的硬组织完全分离。在通过邻面时，钻针与邻牙之间尽量保存一薄层预备牙的釉质，以确保邻牙牙釉质不受损伤。接触区打开后继续扩大预备空间，磨出足够的空间后，再用前面所用的中粗圆头钻针（如 TR-13 钻针）修整邻面，形成 0.8～1 mm 宽的深凹形肩台，并与颊舌面边缘相连续（图 28-4）。

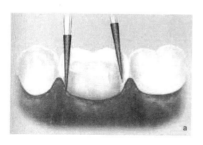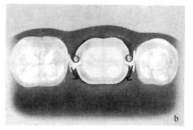
图 28-4　邻面磨除

（4）制备功能尖斜面：用 TR-13 涡轮钻针沿功能尖的外斜面磨除一定厚度

的牙体组织，形成一宽约 1.5 mm 的斜面。功能尖斜面与牙体长轴大致成 45°（图 28－5）。

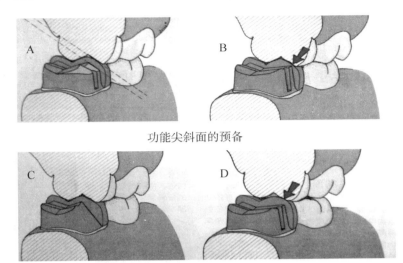

功能尖斜面的预备

图 28－5　功能尖斜面

（5）检查合面预备间隙，牙合面预备间隙检查的方法有：①目测法：肉眼观察；②咬蜡片法：红蜡片烤软后置于预备牙牙合面上，做正中及非正中咬合，蜡片冷却后取出，蜡片的厚度即为牙合面预备间隙，蜡片也可以用成品的硅橡胶弹性间隙检查条替代。

2. 下颌第二前磨牙牙体预备方法和步骤与第二磨牙相同，注意在轴面预备过程中互相平行或聚拢，以取得共同就位道，在预备过程中经常利用口镜反光检查两个基牙是否具有共同就位道（图 28－6）。

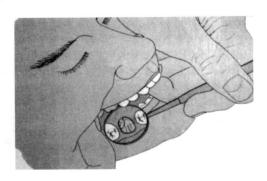

图 28－6　观察就位道

3. 边缘修整、精修完成

（1）排龈：排龈的目的是在牙颈部预备时，为了更明确地显示和确定龈边缘位置，防止修复体龈边缘位置侵犯生物学宽度，防止车针在牙体预备过程中对牙龈的损伤，也防止牙体切削过程中产生的粉末、水及空气进入牙龈沟内。排龈线一般多含血管收缩药物，能够控制牙龈出血和渗出液，保持预备体边缘的干燥，取模时能将牙龈水平推开，使印模材料容易进入龈沟内，从而获得基牙精密的龈边缘及其下方的牙根面形态。具体操作时根据龈沟深度和牙龈松紧度选择合适直径的排龈线，排龈前冲洗干净龈沟内的唾液和血液，用排龈器将排龈线轻柔地压入龈沟。排龈顺序一般为近中→舌侧→远中→唇侧，因为唇侧龈缘相对较薄，因此需要先压排其他各面使排龈线获得稳定（图 28 - 7）。

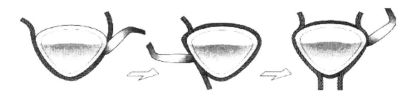

图 28 - 7　排龈顺序

（2）采用中粗圆头钻针或更粗的圆头钻针（如 TR-14 钻针）修整，保证肩台宽度小于所选用车针尖端的一半，最终形成平齐牙龈、清晰、光滑、连续的肩台。使用口镜平行移动检查是否能观察到两个基牙完整的肩台，从而确定去净倒凹，获得共同就位道。最后采用相应外形的磨光钻针对预备体表面进行抛光处理，修整各线角使之圆钝（图 28 - 8）。

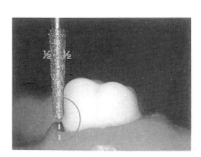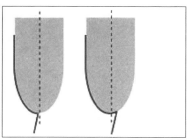

图 28 - 8　肩台宽度小于车针直径的一半

实验二十九

面弓转移上𬌗架

【目的要求】

1. 掌握面弓记录的方法。

2. 掌握转移颌位关系、上𬌗架的方法。

【实习内容】

同学两两一组,相互进行面弓操作,并转移颌位记录上𬌗架。

【实验器材】

1. 口腔治疗器械盘、咬合记录硅橡胶、石膏、调拌碗。

2. 吉尔巴赫面弓、转移台、半可调𬌗架。

3. 受试者完整牙列模型一副。

【方法步骤】

1. 面弓记录(图 29 - 1～图 29 - 6)

(1) 面弓是基于 Bonwill 三角学说,记录铰链轴位时上颌牙弓与其两侧髁状突在三维空间上的位置关系,并据此关系将上颌石膏模型准确转移固定至𬌗架上。

(2) 我们以 Artex 面弓系统(阿曼吉尔巴赫,德国)为例,具体图解面弓的临床规范化操作过程。首先选择合适的𬌗叉,光滑面朝上,𬌗叉柄置于受试者左侧,在𬌗叉上对应于上颌牙弓前牙及两侧磨牙的区域放置适当的咬合蜡或咬合记录硅橡胶。咬合记录的材料不宜过多也不宜过少,过多可能会导致材料进入倒凹区,模型后期无法完全复位;过少则可能导致模型复位后位置不稳定,产生前后晃动。然后将𬌗叉放入口内固定,制取上颌咬合记录(图 29 - 1～图 29 - 6)。

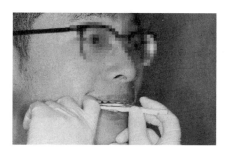

图 29‑1　口内试殆叉

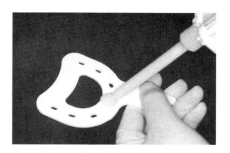

图 29‑2　在殆叉上放置咬合记录硅橡胶

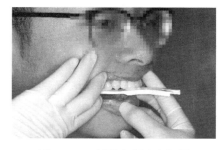

图 29‑3　制取上颌咬合记录

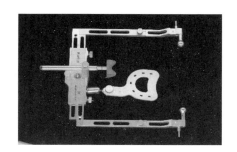

图 29‑4　安装好的面弓

（3）连接面弓弓体各部件，松开框架调节螺丝，将面弓固定至受试者头面部，外耳道支撑球放入患者两侧外耳道，受试者头部直立，双眼平视前方，调节弓体与水平面平行（参考平面根据殆架各个厂家要求不同），旋紧弓体中部定位螺丝。调节鼻撑位置与受试者鼻背部紧密贴合，旋紧鼻撑固定螺丝。

（4）口内复位殆叉，将万向锁的榫头固定于弓体中部的榫眼中，万向锁另一端与牙合叉卡扣对紧固定，然后旋紧万向锁固定关节，注意将万向锁固定关节置于受试者左侧，以免影响后期上转移平台。万向关节旋紧后即可松开弓体中部定位螺丝并取下面弓。

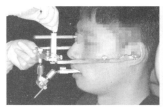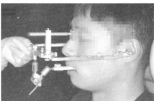

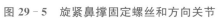

图 29‑5　旋紧鼻撑固定螺丝和方向关节

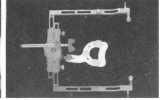

图 29‑6　从口内取下的面弓

2. 转移颌位关系、上殆架（图 29‑7～图 29‑17）

（1）将万向体与牙合叉一起从面弓取下，注意一定不能松开万向关节，将万向体的关节插入转移台的沟槽并旋紧螺丝。使用六角扳手调节转移平台下方的螺丝可以调节平台与𬌗叉之间的距离,尽量使这个距离在 5 mm 左右。调拌零膨胀石膏填充𬌗叉与平台之间间隙,固定𬌗叉于转移平台(图 29 - 7、图 29 - 8)。

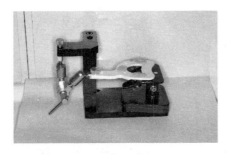

图 29 - 7 万向体与𬌗叉上转移平台

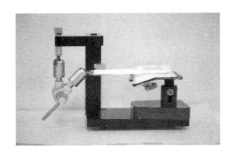

图 29 - 8 固定𬌗叉于转移平台

(2) 𬌗架检查,确保切导针归零。石膏凝固后旋开万向关节与转移台和𬌗叉之间的旋钮,将转移平台安置于𬌗架上,利用𬌗叉上的咬合记录复位受试者的上颌模型,要注意模型是否复位完全,有无咬合记录和石膏的阻挡,如有请修整妨碍点。保证上颌模型复位后稳定不翘动,也可以使用胶枪或粘蜡辅助。(图 29 - 9、图 29 - 10)

(3) 预先将上颌模型底座湿水并制备固位沟槽,调拌零膨石膏置于𬌗架上颌底座与上颌模型之间,修整多余的石膏,使其表面光滑。(图 29 - 11、图 29 - 12)

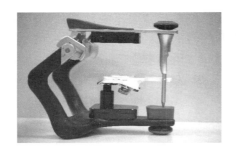

图 29 - 9 在𬌗架上安装转移平台

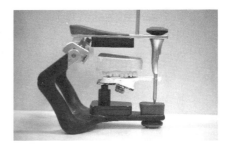

图 29 - 10 利用咬合记录复位上颌模型

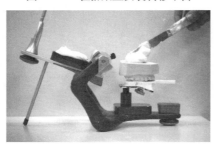

图 29 - 11 在𬌗架底座和
石膏模型间调拌零膨石膏

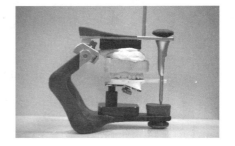

图 29 - 12 固定上颌模型于𬌗架上

（4）待石膏凝固后打开上颌体，去除转移平台及𬌗叉，根据咬合关系对位上下颌模型，翻转𬌗架，同样调拌零膨石膏置于𬌗架下颌底座与下颌模型之间。石膏凝固后用砂纸在流水下将底座打磨光滑（图 29 - 13、图 29 - 14）。

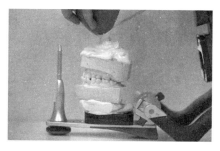 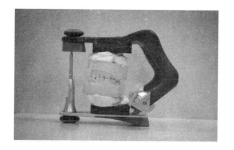

图 29 - 13　去除转移平台并翻转𬌗架　　　图 29 - 14　固定下颌模型于𬌗架上

（5）获得受试者的前伸及侧方髁道：教会受试者做下颌前伸及侧方运动，前伸咬合时可用小指指腹引导上下前牙切端对切端，下颌双侧侧向运动同样用小指引导工作侧尖牙对尖牙。**注意**：让受试者不断练习将下颌前伸及侧方运动到最终咬合位置，要求在放置咬合蜡片或硅橡胶后，受试者能一次性咬合至该位置，而不产生牙齿之间的滑动，最终获得前伸及侧方三个颌位记录（图 29 - 15～图 29 - 17）。

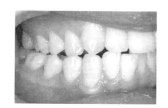 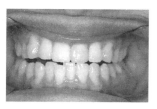 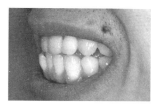

图 29 - 15　训练下颌侧方咬合　　图 29 - 16　训练下颌前伸咬合　　图 29 - 17　前伸咬合侧面观

（6）松开𬌗架后方的前伸髁导旋钮，将前伸运动获得的咬合记录置于下颌牙列表面，然后按咬合印记复位上颌模型，转动两侧前伸髁导旋钮，使髁盒内白色塑料片的上方引导面接触髁球，旋紧两侧前伸髁导旋钮。

（7）松开𬌗架两侧髁盒上方的侧方髁导旋钮，分别将侧方运动的咬合记录置于咬合面，通过转动旋钮使髁盒内白色塑料片侧方引导面接触髁球，然后分别旋紧两侧侧方髁导旋钮。

实验三十
各类型牙列缺损设计方案

【目的要求】

1. 掌握义齿设计图的绘制方法。

2. 掌握牙列缺损的肯氏分类方法及各类型牙列缺损的设计方案。

【实验内容】

在各类型牙列缺损的牙列图形上画出义齿设计。

【实验器材】

各类型牙列缺损的牙列图形,彩色铅笔(黑、红、蓝)。

【方法和步骤】

1. 牙列缺损的肯氏分类方法及设计原则

肯氏分类:

第一类:牙弓两侧后部牙缺失,远中无天然牙存在。

第二类:牙弓一侧后部牙缺失,远中无天然牙存在。

第三类:牙弓一侧牙缺失,且缺隙两端均有天然牙存在。

第四类:牙弓前部牙连续缺失并跨过中线,天然牙在缺隙的远中。

第四类为单缺隙、无亚类,其余三类均按照除主要缺隙外的缺牙间隙数目作为亚类。

除主要缺隙外,如还有一个缺隙则为第一亚类,有两个缺隙则为第二亚类,依此类推。若前后都有缺牙,则以最后的缺牙间隙决定分类。若牙弓两侧后牙都有缺失,且一侧为远中游离端缺牙,另一侧为非游离端缺牙者,则以远中游离端缺牙间隙为基准,纳入第二类,另外缺隙数以亚类区别。若牙弓的最远端牙(如第三磨牙或第二磨牙)缺失但不修复,则不在分类之列。

可摘局部义齿的设计要求:适当恢复咀嚼功能;保护口腔组织健康;良好的固位和稳定;美观舒适;坚固耐用;摘戴容易。

2. 义齿设计图的绘制方法

(1) 确定支承方式:用黑色彩笔在图形上绘制出𬌗支托,确定支承方式,尽量设计成面支承式,间接固位体要设计在尽量远离支承线的基牙上。

（2）绘制金属支架部分:用蓝色彩笔绘制可摘活动义齿的金属支架部分。首先沿黑色𬌗支托描绘一圈后,绘制𬌗支托的小连接体;绘制金属大连接体部分如腭杆、腭板、舌杆、舌板等,并与小连接体平缓过渡,大连接体内部用蓝色彩笔涂色;在选定的基牙上绘制直接固位体,如 RPI 卡环组、RPA 卡环组、三臂卡环、圈卡等,其中圆环形卡环要在固位臂的尖端画出折线标记;用蓝色彩笔将固位体和连接体进行连接,**注意**:连接处平缓过渡;绘制缺牙区牙槽嵴顶上的金属网状部分,其中前牙缺损区要绘制金属加强钉,注意金属基托与树脂基托之间的连接（内台阶）位置的设计。

（3）绘制树脂基托部分:用红色彩笔绘制树脂基托的边界,颊侧前庭部位为红色实线,金属基托与树脂基托的交界处为红色虚线（图 30 - 1）。

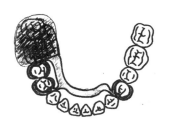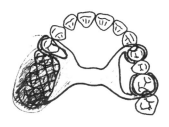

图 30 - 1　上下颌设计图示例

2. 各类型牙列缺损的设计要点

Kennedy 第一类设计要点:

特点:混合支持或黏膜支持式。

连接形式:多个后牙缺失:双侧设计,单个后牙缺失:单侧设计。

稳定设计:间接固位体。

减轻𬌗力设计:减数、减径。

分散𬌗力设计:伸展基托范围、增加基托密合度（图 30 - 2）。

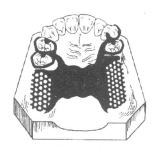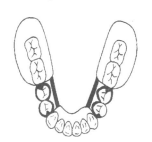

图 30 - 2　Kennedy 第一类设计

Kennedy 第二类设计要点：

特点：混合支持。

连接形式：个别后牙缺失：单侧设计，多个后牙缺失：双侧设计。

稳定设计：间接固位体。

减轻殆力设计：减数、减径。

分散殆力设计：增加基托面积（图 30 - 3）。

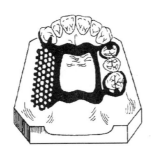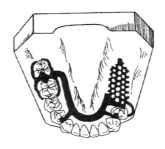

图 30 - 3　Kennedy 第二类设计

Kennedy 第三类设计要点：

特点：牙支持式义齿。

连接形式：个别后牙缺失：单侧设计，多个后牙缺失：双侧设计。

稳定设计：个别后牙缺失：线支承型；多个后牙缺失：面支承型（图 30 - 4）。

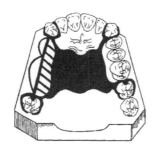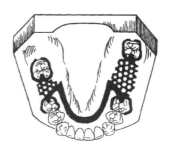

图 30 - 4　Kennedy 第三类设计

Kennedy 第四类设计要点：

特点：牙与黏膜共同支持。

连接形式：双侧设计。

稳定设计：个别牙缺失：线支承型；多个牙缺失：面支承型。

注意前牙深覆殆的设计（图 30 - 5）。

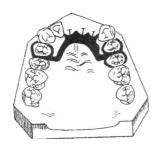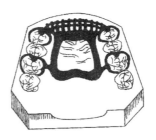

图 30 – 5　Kennedy 第四类设计

练一练,为以下病例绘制义齿设计图:

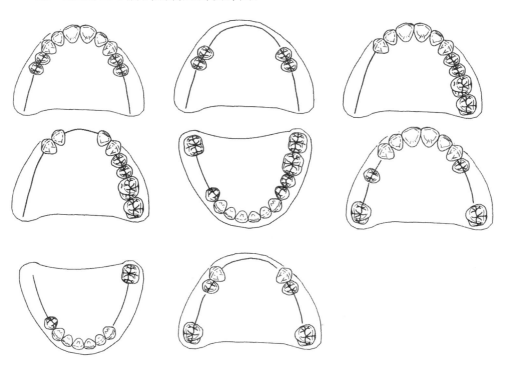

实验三十一

肯氏Ⅱ类可摘局部义齿
模型观测设计及牙体预备

【目的要求】

1. 掌握模型设计原则及观测仪使用方法。

2. 掌握导平面,𬌗支托凹,间隙卡沟制备的方法及要求。

【实验内容】

1. 用导线观测仪在准备好的肯式Ⅱ类牙列缺损(35、36,45~47 缺失)教学石膏模型上画出义齿设计范围内的导线。

2. 根据义齿设计在基牙上进行导平面、𬌗支托凹和隙卡沟的预备。

【实验器材】

1. 导线测绘仪、彩色铅笔(黑、红、蓝)、肯式Ⅱ类牙列缺损(35、36,45~47 缺失)教学石膏模型。

2. 实习仿头模、高速涡轮手机,金刚砂车针。

【方法步骤】

1. 模型观测

(1)测绘导线:将模型安放于观测台上,确定可摘局部义齿的就位道,即义齿在口内戴入方向,一般确定为与咬合平面垂直的方向。确定就位道后旋紧螺丝固定模型,画出基牙 34,37,44 的导线。在画基牙导线的同时,将分析杆与余留牙及牙槽嵴接触,同时标出余留牙和牙槽嵴的倒凹,作为填补倒凹的依据(图 31-1~图 31-4)。

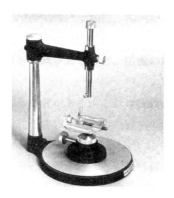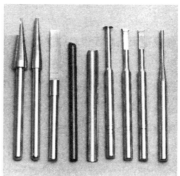

图 31－1　模型观测仪及配件

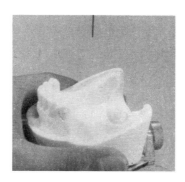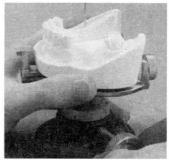

图 31－2　选取就位道并固定模型于观测台

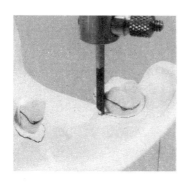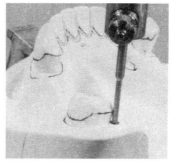

图 31－3　在基牙上画出导线　　图 31－4　用倒凹测量尺
　　　　　　　　　　　　　　　　测量倒凹深度

　　（2）设计标志线：根据测绘的导线，在石膏工作模型上设计并画出各类标志线。要求准确、清楚。为义齿支架、蜡型制备提供依据。

①黑色线:表示导线(已测绘)。

②红色线:表示各类金属支架(卡环、殆支托、金属加强丝及铸造物等)。

③蓝色线:表示基托边缘线。

2. 义齿设计

(1) 直接固位体的选择:在34上设计三臂卡固位卡环组,在44上设计RPI固位卡环组,并在37上设计近中殆支托和圈形卡环。

(2) 间接固位体设置:在34的远中和44的近中设计殆支托作为间接固位体。

(3) 连接杆的设计:设计舌杆,位于下颌舌侧龈缘与舌系带、黏膜皱襞之间,距牙龈缘3～4 mm。

(4) 基托范围画线:下颌游离端义齿的后缘应覆盖磨牙后垫的前1/3～1/2并在颊棚区充分伸展(图31-5)。

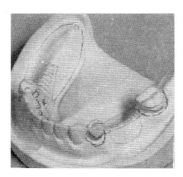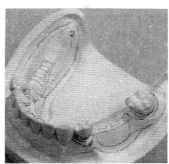

图31-5　义齿设计

3. 牙体预备

(1) 导平面的预备(图31-6)

①制备要求:导平面(guide plane)通常在基牙与义齿接触的邻面和舌面。用来确定可摘局部义齿的就位和脱位(取出)方向。导平面应位于边缘嵴和中1/3和龈1/3交界处,殆1/3～2/3以内,顺着就位道方向。不同基牙的导平面应相互平行。

②制备方法:用金刚砂车针(TR-13),按要求在基牙与义齿接触的邻面和舌面轻微来回移动,使有合适的宽度(约4 mm),磨时支点必须放在牙体硬组织上,一般以无名指支在近基牙的牙体上。制备后,用相同型号的黄标车针进行基牙抛光。

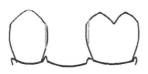

磨除范围

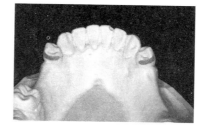

用红色铅笔在模型上标注

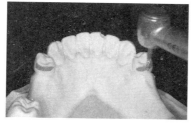

柱形金刚砂车针预备

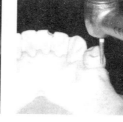

抛光

图 31－6 导平面的预备

（2）𬌗支托凹制备（图 31－7）

①制备要求：𬌗支托凹的深度约 1 mm，如𬌗面有磨耗或过敏者，不应过深，必要时可选磨对颌牙尖，但应保证不影响咬合。𬌗支托凹的制备基本上应在釉质内进行，以不磨及牙本质为原则，方向一般略与基牙的长轴相垂直，与𬌗面平行，或成 $100°\sim110°$ 的夹角。𬌗支托凹的长度——在磨牙上约为近远中距的 1/3，双尖牙约 1/2，凹的宽度为基牙颊舌径的 1/2～2/3（钢丝𬌗支托沟为 1/3），凹底应圆滑，无台阶，边缘嵴转角处应圆钝，无棱角。

②制备方法：用金刚砂车针（BR-40），按要求在 37、44 近中，34 远中𬌗面边缘嵴处逐渐磨去釉质，且作轻微颊舌向来回移动，使有合适的深度、宽度，磨时支点必须放在牙体硬组织上，一般以无名指支在近基牙的牙体上。制备后，可用直观法，探针探测法，咬合蜡片记录法等检查𬌗支托凹是否合乎要求。后用相同型号的黄标车针进行抛光。

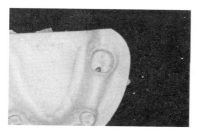

用铅笔在𬌗面上标注预备范围

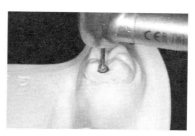

球钻进行预备

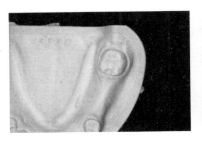
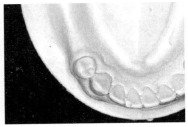

预备完成后的支托凹

图 31－7　𬌗支托凹的预备

（3）间隙卡环沟的制备（图 31－8）

①制备要求：宽度和深度均为 1.5 mm，制备时不可破坏基牙的接触点，如咬合较紧，制备的深度不够时，可选磨对𬌗牙尖少许。间隙沟的底部及颊舌侧转角处均应圆滑无尖锐边缘或肩台。

②制备方法：用 TR-13 车针在设计间隙沟处作适当选磨，同时应作颊舌向和近远中向的轻微移动，使沟底部和边缘均圆钝，并注意手的支点。最后用相同型号的黄标车针进行抛光。

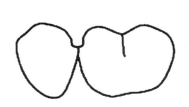
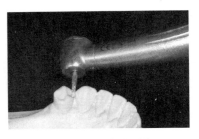

磨除范围　　　　　　　　　　柱形金刚砂车针预备

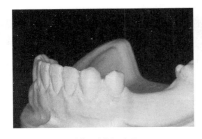
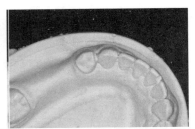

预备后颊面观　　　　　　　　预备后𬌗面观

图 31－8　间隙卡沟的预备

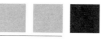

实验三十二

复杂可摘局部义齿
个别托盘制作

【目的和要求】

1. 了解游离端缺失活动义齿选择性压力印模的制取方法。

2. 掌握复杂可摘局部义齿个别托盘制作的方法。

【实验内容】

在准备好的肯式Ⅱ类牙列缺损(35、36,45～47 缺失)教学石膏模型上制作个别托盘。

【实验器材】

准备好的肯式Ⅱ类牙列缺损(35、36,45～47 缺失)教学石膏模型、铅笔、手术刀(尖刀)、光固化树脂片、基托蜡、酒精灯、蜡刀、蜡匙、光固化机,低速手机,钨钢磨头。

【方法和步骤】

1. 修整石膏模型,在模型上标出边沿延展界限　按照义齿基托设计范围划线,缺牙区沿黏膜转折处,后缘盖过磨牙后垫,如在上颌后缘则需位于腭小凹后4 mm,在有牙区其边缘应全部覆盖余留牙同时超过牙龈以下黏膜5 mm,如基牙设计Ⅰ杆,则边缘应适当向下延伸。然后在边缘线上方2 mm处用铅笔画虚线,标记出个别托盘的边缘线(图 32－1、图 32－2)。

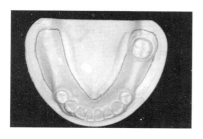
图 32－1　基托边缘画线

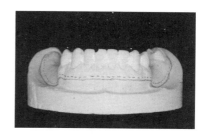
图 32－2　画出个别托盘边缘线

2. 用蜡填补模型,去除倒凹　将蜡片均匀烤软后按压在模型上,首先覆盖余留牙区,与牙齿表面完全贴合,并用酒精灯和蜡勺将其表面修整平滑。然后再用一层蜡片烤软,覆盖于模型表面,按压与牙槽嵴紧密贴合,修整边缘止于虚线,即个别托盘边缘线处。在口内对应的软组织较硬区域或余留牙的非功能牙尖(34、37、44 舌尖)上预留挖出 3~4 个 2 mm×2 mm 小孔,作为个别托盘的止点(图 32-3、图 32-4)。

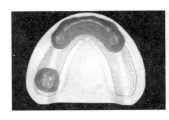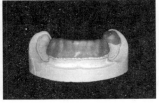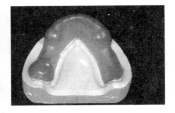

图 32-3　余留牙上覆盖一层蜡片,并修整光滑　　　图 32-4　铺蜡后制作止点

3. 将约 2 mm 厚的光固化个别托盘树脂片铺在模型上,使其与模型表面完全贴合,无缝隙。用手术刀沿铅笔画的托盘边缘线切下,并去除多余的树脂。将剩余树脂捏成长柱条状的手扶固位体。手扶固位体要求直径约为 1 cm,长度与游离端缺牙区的牙弓长度相似,高出横平面。手扶固位体的作用是取模时方便术者按压托盘就位,将手扶固位体按压在下颌托盘的缺牙区牙槽嵴顶处,垂直于牙槽嵴顶。将多余的部分树脂捏成柄状按压在托盘前部正中,做成托盘的手柄,放于托盘正中位置,对准唇系带,托盘柄略向上倾,防止托盘柄妨碍下唇的活动(图 32-5)。

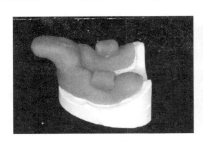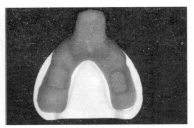

图 32-5　安装了手扶固位体和托盘柄的个别托盘

4. 利用光固化机照射固化,约 5 min,让托盘树脂全部完全固化。待托盘柄完全硬化后,将已经凝固的托盘取下,将托盘内侧附着的蜡基托完全去除后再次光照固化。防止局部树脂过厚未能完全固化。最后检查个别托盘其边缘是否光滑、圆钝,各个系带切迹清晰并且唇颊舌系带处适度留空。用低速手机和大钨钢钻打磨托盘边缘,使托盘边缘形成小斜面,即内侧短于外侧。

实验三十三

单颌全口义齿排牙（上颌前牙）

【目的要求】

掌握全口义齿人工牙排牙（上颌前牙）的基本原则和方法。

【实习内容】

排列上颌全口义齿人工牙（前牙）。

【实验器材】

上下颌无牙颌石膏工作模型、基托蜡片、蜡刀、蜡匙、酒精灯、解剖式成品树脂人工牙一副、8 cm×8 cm玻璃板一块、慢速直手机、钨钢磨头、铅笔、直尺、平均值𬴃架。

【方法步骤】

1. 排牙前准备　在排牙前首先用红色铅笔将以下参考标志线的延长线画在石膏工作模型基底的边缘和外侧面，以便在以后排牙时参考（图33－1）。

（1）中线（I）和口角线（C）的延长线。

（2）通过切牙乳突中点的横向连线（Ip）。

（3）后部牙槽嵴顶连线（R）的延长线。

（4）在上颌模型基底侧面画出与牙槽嵴顶距离相等的连线。

𬴃架前伸髁导斜度为35°，侧方髁导斜度为10°。

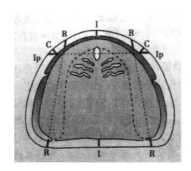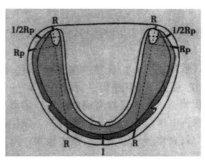

图33－1　工作模型画线

2. 人工前牙的选择依据　参照患者的面部及颌弓形态、性别、年龄、唇高线、颌间隙等确定牙的外形;参照性别、年龄、肤色等选定牙齿的颜色;根据上牙弓前段的弧形长度或前牙与面部的比例关系确定前牙的近远中宽度。

（1）参照已有信息:患者的旧义齿,有天然牙时的照片,患者面部的正面外形和侧面轮廓,剩余牙槽嵴的大小和形状。

（2）记录基托和殆堤:前牙殆堤提供的信息有中线、微笑时的唇高线(指示微笑时显露的上颌前牙最小切龈高度)和上下唇轻轻闭合时的口角线(图 33-2)。

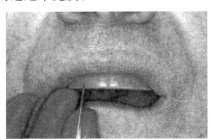

图 33-2　前殆堤画线

（3）厂商提供的选牙板:根据选牙板选择上颌前牙的大小和外形轮廓:人的脸形划分为方形、方圆形、尖圆形和卵圆形(图 33-3、图 33-4)。

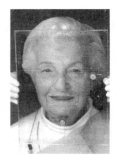

图 33-3　选牙板

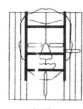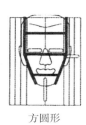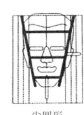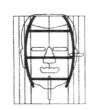

方形　　　　方圆形　　　　尖圆形　　　　椭圆形

图 33-4　脸形分类

用选牙板来判断侧面轮廓:使用前额点、鼻底点和颏下点三个参考点,将患者的面型分为直面型和弧线型(图 33-5)。

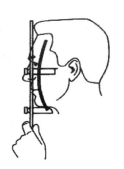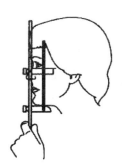

图 33-5　侧面型分类

（4）人工牙颜色的选择（图 33 - 6）。

3. 前牙排列的注意事项

（1）人工牙的中线要与面部中线一致。

（2）对于多数患者而言，上颌前牙的切端位置影响美观和发音，而上颌前牙的颈部区域和上颌基托的丰满度决定了义齿对唇部的支持情况（图 33 - 7）。

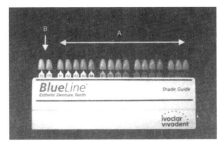

图 33 - 6　人工牙比色板

（3）上颌前牙的唇面通常排列在上颌基托唇侧翼缘的稍唇侧。从义齿的组织面观察时，可看到上颌 6 颗前牙对称一致地显露在基托的唇侧翼缘外（图 33 - 8）。

（4）前牙的覆𬌗：一般很小，除非医师有特殊要求。

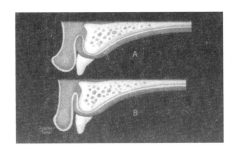

图 33 - 7　义齿对唇部的支持情况

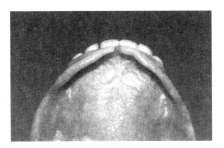

图 33 - 8　从义齿组织面观上颌 6 颗前牙

4. 上颌前牙排列步骤　先用蜡刀将上颌中线左侧相当于左上中切牙唇侧部分蜡堤去除，然后将周围的蜡烫软，将左上中切牙排在此处，调整其位置合适后用蜡刀烫蜡将人工牙固定在蜡堤上。然后按同样方法依次逐个排列右上中切牙、左上侧切牙、右上侧切牙、左上尖牙、右上尖牙（图 33 - 9）。

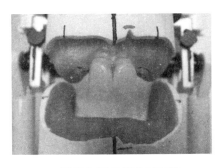

a. 排列上颌中切牙正面观

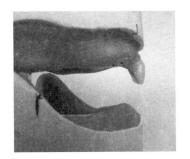

b. 排列上颌中切牙侧面观

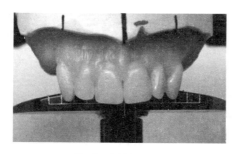
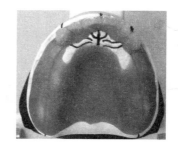

c. 排列上颌前牙正面观　　　　　　d. 排列上颌前殆面观

图 33 - 9　上颌前牙排列步骤

上前牙的排列要求如下(图 33 - 10)：

①中切牙：近中接触点与中线一致，切缘平齐蜡堤殆平面，颈部微向舌侧和远中倾斜，唇面与殆堤唇面一致。通常中线的位置与人中的中线位置一致，一般与切牙乳突的中点位置一致，可能符合或不符合唇系带的位置。

②侧切牙：近中与中切牙接触，切缘高于蜡堤殆平面 0.5～1 mm，颈部向舌侧和远中倾斜程度大于中切牙，唇面稍向远中旋转，与殆堤唇面一致。

③尖牙：近中与侧切牙接触，牙尖与蜡堤殆平面平齐，颈部微突并稍向远中倾斜，近远中倾斜程度介于中切牙与侧切牙之间，唇面向远中旋转，与殆堤唇面一致、两侧尖牙牙尖连线应与标记在模型上的 Ip 线一致。

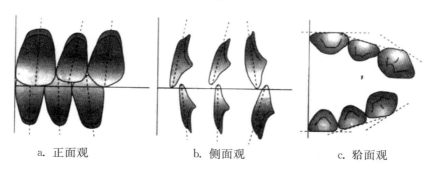

a. 正面观　　　　　　　　b. 侧面观　　　　　　　　c. 殆面观

图 33 - 10　上颌前牙排列要求

实验三十四

单颌全口义齿排牙(上颌后牙)

【目的要求】

　　掌握全口义齿人工牙排牙(上颌后牙)的基本原则和方法。

【实习内容】

　　排列上颌全口义齿人工牙(后牙)。

【实验器材】

　　上下颌无牙颌石膏工作模型、基托蜡片、蜡刀、蜡匙、酒精灯、解剖式成品树脂人工牙一副、8 cm×8 cm玻璃板一块、慢速直手机、钨钢磨头、铅笔、直尺、平均值
𬌗架。

【方法步骤】

　　1. 排牙前准备　在排牙前首先用红色铅笔将以下参考标志线的延长线画在石膏工作模型基底的边缘和外侧面,以便在以后排牙时参考(图34-1)。

　　①中线(I)和口角线(C)的延长线。

　　②通过切牙乳突中点的横向连线(Ip)。

　　③后部牙槽嵴顶连线(R)的延长线。

　　④在上颌模型基底侧面画出与牙槽嵴顶距离相等的连线。

　　𬌗架前伸髁导斜度为35°,侧方髁导斜度为10°。

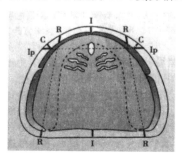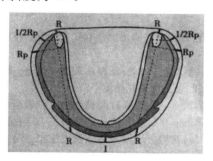

图34-1　工作模型画线

2. 人工后牙的选择　一般在排列好前牙后,对后牙的排列间隙进行评估,决定后牙的选择。四颗后牙的近远中长度是由下颌剩余牙槽嵴的长度决定的。后牙不能排列在下颌剩余牙槽嵴向磨牙后垫移行的斜面上,否则当患者咬合时,咬合力会作用于斜面上。下颌义齿沿着斜面向前滑行,会造成前部牙槽嵴的舌侧产生严重压迫。所以要精确测量下颌一侧尖牙的远中面到下颌剩余牙槽嵴向磨牙后垫移行的斜面之前的距离。如果排牙空间不足,可以少排一颗前磨牙或磨牙(图 34 - 2)。

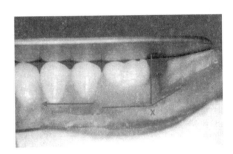

图 34 - 2　测量尖牙远中到磨牙后垫斜面之前的距离

参照颌间距离的大小选择后牙牙冠的高度;颊舌向宽度的选择应考虑后牙牙槽嵴的吸收程度,吸收较重则选较窄的后牙;牙尖高度的选择也应参照牙槽嵴的吸收程度,视情况可选择解剖式、半解剖式、或无尖牙;颜色一般与前牙一致(图 34 - 3、图 34 - 4)。

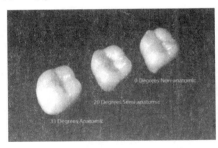

图 34 - 3　人工牙𬌗面观

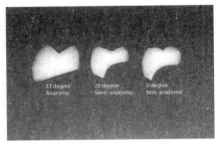

图 34 - 4　人工牙侧面观

后牙排列注意事项:

①应根据前伸和侧方咬合记录,将人工牙的咬合接触调整为平衡牙𬌗。

②为了尽可能减少下颌义齿在功能运动下的移位,人工牙不能排列在剩余牙槽嵴向上上升到磨牙后垫的斜面上。如果近远中间隙不足以排列 4 颗人工后牙,可以根据间隙的情况减少第一前磨牙或第二磨牙。如图 34 - 5 所示情况就不应该排列第二磨牙。为了取得更好地咀嚼功能,情况允许时,尽量减少第一前磨牙而不

是第二磨牙（图 34-4、图 34-6）。

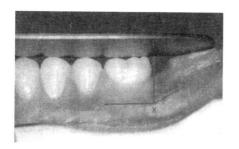
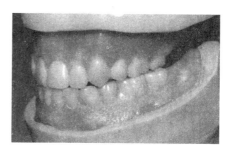

图 34-5　不能排列第二磨牙的情况　　图 34-6　减少排列第一前磨牙

③排列好的人工后牙的中央沟和边缘嵴的中点要位于一条连续的线上，可以是直线或者是轻微凹向舌侧或腭侧的曲线（图 34-7）。

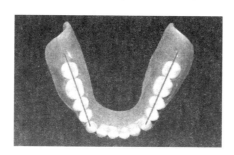

图 34-7　人工后牙的中央沟和边缘嵴的中点要位于一条连续的线上

3. 上颌后牙排列步骤　用蜡刀在下颌蜡堤后部𬌗平面上，从下颌尖牙近中接触点至下颌牙槽嵴顶线标记点 R 刻一条直线，上颌后牙舌尖应对准该线（图 34-8）。

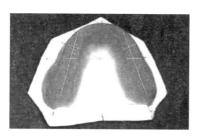
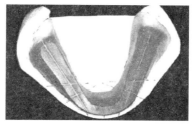

图 34-8　上下颌蜡堤画线

①第一前磨牙：近中与上尖牙远中邻面接触，颊尖与𬌗平面接触，舌尖高于𬌗平面 0.5～1.0 mm，舌尖对应牙槽嵴顶连线，颈部微向颊侧倾斜。

②第二前磨牙：近中与第一前磨牙接触，牙长轴垂直，颊、舌尖均与𬌗平面接触，舌尖对应牙槽嵴顶连线。

③第一磨牙：近中与第二前磨牙接触，舌尖对应牙槽嵴顶连线，颈部微向近中和腭侧倾斜，近中舌尖与𬌗平面接触，近中颊尖和远中舌尖高于𬌗平面约 0.5～1.0 mm，远中颊尖高于合平面约 1.0～1.5 mm。

④第二磨牙：近中与第一磨牙接触，舌尖对应牙槽嵴顶连线，颈部向近中和腭侧倾斜程度大于第一磨牙，近中舌尖高于𬌗平面 1 mm，近中颊尖高于𬌗平面 1.5～2.0 mm，远中颊尖高于𬌗平面约 2.0～2.5 mm。𬌗面远中高度相当于或稍高于下颌磨牙后垫高度的 1/2 处。

尖牙牙尖与上颌各后牙颊尖连成连续、平滑的纵𬌗曲线，上颌各后牙的舌尖同样形成连续、平滑的纵𬌗曲线（图 34-9）。

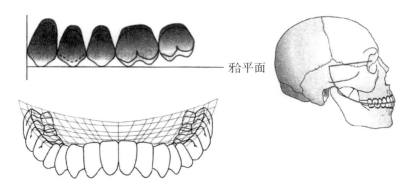

图 34-9　后牙排列的纵𬌗曲线

实验三十五
研究模型制备及模型分析

【目的要求】

通过示教及操作,对正畸研究模型的制取过程、方法及特殊要求有初步的认识。

【实验内容】

1. 示教取印模及灌制模型。
2. 学生互相取模及灌制模型。
3. 学生修整模型。
4. 模型分析训练示教及实习。

【实验器材】

消毒检查盘一套,漱口杯、消毒纱布、各型托盘、酒精灯、海藻酸钠印模材料、石膏、橡皮碗、调拌刀、玻片、小刀、蜡片、长鼻钳、大蜡刀、蜡刀架和玻璃板等。

【方法步骤】

一、制取模型

1. 检查准备　调整手术椅,使病人咬合平面与地面平行,高度应使口唇与医生手臂高低一致。检查病人口裂大小及口内情况,检查牙齿形态与大小。

2. 选托盘　按照病人牙弓大小与形态,选择上下有孔平底托盘,托盘与牙弓内外侧间应有 3～4 mm 间隙,并在病人口中试放。取模前要解除病人的紧张心理,尤其是儿童,还应教会病人在取下颌时抬高舌尖。

3. 取印模　取适量藻酸盐印模材料和水调拌均匀后放在托盘内。

取下颌印模:因为取下颌印模时,一般印模材料不会流向咽部而引起恶心或呕吐,建议先取下颌印模。操作时,医生站在病人的右前方,右手持盛满印模材料的托盘,左手持口镜牵拉病人一侧口角,用旋转方式将托盘放入口内,在托盘就位的同时令病人将舌尖稍向上后抬起;取出口镜后,托盘后柄正对面部中线,轻轻加压使托盘就位;用右手食指、中指保持在下颌双尖牙区使托盘稳定不动;左手牵拉口唇和颊部,以获得良好的前庭沟解剖形态;待印模材料凝固后取出。

取上颌印模:基本同下颌,但体位需要更直立,以防患者恶心、呕吐。医生站在病人右后侧,取模时如病人有恶心等不适感,嘱病人鼻子吸气、嘴巴呵气、双肩放松、头微向前伸和低头;特别注意托盘由后向前就位,防止印模材料流向咽部。

4. 印模完成后,检查印模 必须清晰,光滑、完整,不与托盘分离,唾液应冲洗干净,并吹干印模上牙齿印迹区的水分。

二、灌注模型

在盛有适量水的橡皮碗中,慢慢加入石膏,石膏与水比例为 2:1(100 g 石膏加水 50～60 ml),用调拌刀搅拌均匀,振动几次,排出空气;同时左手持托盘柄,在橡皮碗边缘轻轻敲击进行抖动;边抖动,边灌石膏,使其由一处而流至全部,不要将石膏直接倾注到模型低凹部分,以致空气不能逸出而形成空气泡(孤立牙可用细火柴棍插入加强);石膏盛满印模后,再将多余石膏堆积在玻璃板上,将印模翻转置于堆积的石膏上,使托盘底与玻璃板平行,不加压,以免印模受力后变形;此后,用调拌刀由下向上将四周石膏修平。模型的基座石膏及厚度应一次加够,一般前界应超过切牙前缘 5 mm 以上,后界也应在最后一个磨牙后缘 5 mm 以上,腭顶或口底最薄处厚度不应少于 10 mm。静置模型约半小时。

待石膏发热凝固后,修整托盘周缘覆盖的石膏,用小刀轻轻撬动托盘边缘,使印模与模型分离;然后一手拿住模型底座,一手握托盘柄,顺牙长轴方向,分离模型。

三、模型修整

正畸记存模型一方面需要完整的口腔解剖结构便于观察,也需要一定的解剖外形以利于美观和保存。因此,在模型干燥后,需要用模型修整机按下述顺序进行修整。

1. 修整上颌模型底座后壁,使其与模型底面及牙弓中线垂直,注意保留上颌结节。

2. 修整模型底侧壁,使其与双尖牙及磨牙颊尖平行。

3. 修磨前壁,上颌使呈尖型,其尖应对准上颌模型的中线。

4. 将上颌模型的后壁与两侧壁所形成的夹角磨去,使之形成夹壁,并与原夹角的平分线垂直。

5. 将上下颌模型按已核对好的咬合关系对𬌗起来,使下颌模型的底面与上颌模型的底面平等,上下模型对𬌗后的总高度约等于上颌模型高度的两倍。

6. 以上颌模型为基准,修磨下颌模型的后壁、侧壁及夹壁,使之与上颌模型一致。下颌前壁为一弧形,与牙弓前段外形相似。

7. 模型记录 应用彩色笔再次画上记录上下第一恒磨牙的咬合关系线,然后在上下模型后壁 上,标写姓名、性别、年龄、取模的年、月、日及编号

四、模型分析

研究模型的主要目的是用来研究错𬌗畸形形成的因素、机制、协助诊断和确定矫治方案以及观察矫治前后变化。模型能直观地反映口腔内牙、牙弓、基骨和咬合的情况,通过测量研究模型可以获得各种重要的信息,帮助制定正确的治疗方案。

1. 一般测量项目

(1) 牙齿的大小、形状、位置、数目和排列情况。

(2) 咬合情况。

2. 牙弓形态的测量分析

(1) 牙弓形态:分为尖圆形、卵圆形和方圆形。

(2) 牙弓对称性分析:水平向对称性:以腭中缝为参考线,观察牙弓形态左右对称;前后向对称性:以上颌结节平面为参考平面,测量左右同名牙到上颌结节平面的距离,判断牙弓在近远中方向是否对称。

(3) Spee 曲线曲度:将平直的塑料板前段置于切牙切缘上,后方置于最后磨牙的牙尖上,测量𬌗曲线最低点至塑料板的距离(图 35 - 1)。

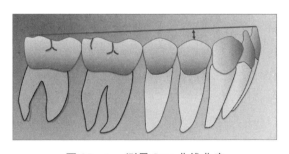

图 35 - 1　测量 Spee 曲线曲度

3. 牙列拥挤度分析

(1) 必须间隙:用游标卡尺或分规测量第一磨牙以前牙弓内所有牙齿牙冠的近远中之和。

(2) 可利用间隙:测量第一磨牙前部牙弓弧形长度。

黄铜丝法(图 35 - 2):用直径 0.5 mm 的黄铜丝从一侧第一恒磨牙的近中触点开始,沿位置正常的触点及排列正常的切牙切缘弯至对侧第一恒磨牙的近中触点,测量此规则弧形的长度即为牙弓可利用间隙。

片段法(图 35 - 3):用分规或游标卡尺分段测量牙弓,求和获得牙弓可利用间隙。

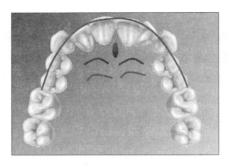 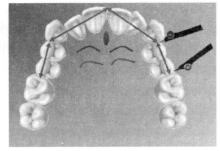

图 35‐2　黄铜丝法测量牙弓现有长度　　　图 35‐3　分段法测量牙弓现有长度

（3）牙弓拥挤度＝必须间隙－可利用间隙。如牙弓大部分牙齿排列正常,仅个别牙拥挤,可仅测量个别牙拥挤度来近似反映全牙弓拥挤度（图 35‐4）。

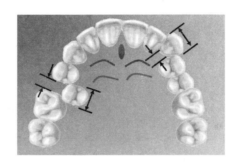

图 35‐4　个别牙错位的拥挤度测量法

（4）Bolton 指数分析

前牙比:下颌 6 个前牙牙冠宽度总和与上颌 6 个前牙牙冠宽度总和之比。

全牙比:从一侧第一磨牙到对侧第一磨牙下颌 12 个牙冠宽度总和与上颌 12 个牙冠宽度总和之比。

实验三十六

X线头影侧位片描测
（Downs分析法）

【目的要求】

初步了解 Downs 分析法常用标志点的定位、常用平面及测量项目的组成和意义。

【实验内容】

1. 示教 X 线头影测量的常用标志点，常用平面及常用测量项目。

2. 学生在 X 线头颅侧位片上进行常用标志点定点、平面描记、测量常用的角度和线距等项目。

【实验器材】

头颅侧位片、硫酸纸、硬质铅笔、橡皮、三角尺、量角器和 X 线观片灯等。

【方法步骤】

1948 年 Downs 以眶耳平面为基准平面（耳点为机械耳点），设计了 10 项测量指标，包括骨骼间关系，殆与骨骼间关系，以辅助诊断治疗。Downs 分析法包括殆、骨骼及其之间的相互关系的分析测量，以角度测量为主，内容较为完整，故为各国医师广泛采用。

1. 定点　向学生讲解头颅侧位片相关标记点的来源（图 36-1）；将硫酸描图纸固定在 X 线头颅定位侧位片上，且置于观片灯上，用铅笔描出以下点（图 36-2）：

➢蝶鞍中心点（S）：蝶鞍影像的中心。

➢鼻根点（N）：鼻额缝的最前点。

➢耳点（P）：外耳道之最上点。

➢眶点（O）：眶下缘之最低点。

➢上齿槽座点（A）：前鼻棘与上齿槽缘点间之骨部最凹点。

➢上中切牙点（UI）：最前的上中切牙切缘。

➢髁顶点（Co）：髁突的最上点（髁状突长轴方向）。

➢下颌角点（Go）：下颌角的后下点。

➢下齿槽座点(B):下齿槽突缘点与颏前点间之骨部最凹点。

➢下切牙点(LI):最前的下中切牙之切缘点。

➢颏前点(Po):颏部之最突点。

➢颏下点(Me):颏部之最下点。

➢颏顶点(Gn):颏前点与颏下点之中点。

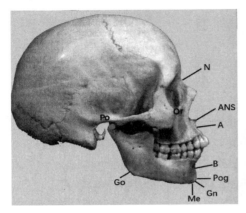

图 36‑1　头颅侧位片的颅面标记点的来源

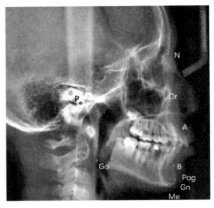

图 36‑2　头颅侧位片的定点

2. 描绘(tracing)　按照图 36‑3 所示,在硫酸纸上(或者电脑软件上)描绘出患者外耳道、颅底、鼻骨、眶部、翼上颌裂、上颌骨、下颌骨、上前牙、下前牙和软组织影像。

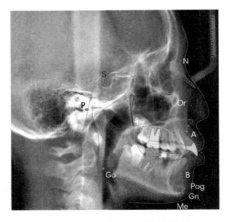

图 36‑3　头颅侧位片的描绘

在定点和描绘过程中,注意以下几点:

➢A 点:A 点的高度一般与根尖点等同高度。

➢眶下点：如果双侧眶部重叠性不好，需要取中间值。

➢耳点(Po)的定位：原始 Downs 分析法使用机械耳点，需要注意拍摄的 X 片的机械耳杆是否处于外耳道水平，如未位于外耳道，需要改用解剖耳点；解剖耳点的高度一般同髁突高度。

➢下颌下缘和升支的描绘：双侧下颌骨由于体位不佳或者左右不对称时，可能出现 2 个影像，取中间值。

➢上下切牙的描绘：准确获得上下切牙的长轴是头影测量的重点，是头影测量分析牙齿畸形和目标切牙位的基础。由于前牙区可能存在严重的拥挤，各个切牙切缘及根尖点的准确定位就是一个难题。需要注意，描绘切牙尽量选择重叠性较好的多颗牙，而不是最前突的那颗切牙，这样更有利于获得将来的目标切牙位和拥挤度，即少数切牙服从多数切牙。

➢下颌平面的定位方法：一般采用颏下点(Me)向下颌后缘做切线获得下颌平面。

3. 测量　采用量角器和三角板，测量 Downs 分析的骨骼和牙齿的项目(图36-4和图36-5)。

（1）骨骼指标

➢面角(facial angle)：面平面与眼耳平面相交之后下角，代表下颌的突缩程度；

➢颌凸角(angle of convexity)：NA 与 PA 延长之交角，代表上颌相对于整个面部的突缩程度；

➢A-B平面角(A-B plane to facial plane angle)：AB 或其延长线与面平面的交角，代表上下牙槽骨与面平面的相互位置关系；

➢下颌平面角(mandibular plane angle，MPA)：下颌平面与眼耳平面的交角，代表下颌的陡度和面部的高度；

➢Y 轴角(Y axis angle)：Y 轴与眼耳平面相交之下前角，代表面部的生长方向和颏部的突缩程度。

（2）牙性指标

➢𬌗平面角(cant of occlusal plane)：𬌗平面与眼耳平面之交角，代表𬌗平面的斜度；

➢上下中切牙角(axial inclination of upper and lower incisors)：上下中切牙长轴的交角，代表上下中切牙的突度关系；

➢下中切牙—下颌平面角(axial inclination of mandibular incisor to mandibular plane)：下中切牙长轴与下颌平面之交角，代表下中切牙唇舌向倾斜度；

➢下中切牙—𬌗平面角(axial inclination of lower incisor to occlusal plane)：

下中切牙长轴与𬌗平面相交之下前角,代表下中切牙唇舌向倾斜度及与𬌗平面的关系;

➤上中切牙凸距(protrusion of maxillary incisors):上中切牙切缘至 APo 连线的垂直距离(mm),反映上中切牙的突度。当上中切牙切缘在 AP 连线前方时为正值,反之为负值。

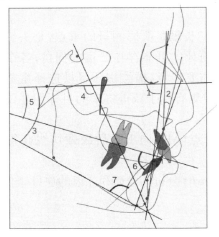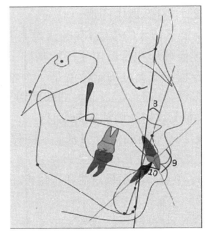

图 36 - 4 **Down's 分析法测量骨骼指标**　　图 36 - 5　**Down's 分析法测量牙性指标**

4. 分析　头影测量分析学不仅包括了前面的定点、描绘和测量,最重要的是对测量结果的分析,需要根据测量结果的数值,分析:①矢状骨面型:根据面角、颌凸角和 A-B 平面角分析是否存在颌间关系不调;②垂直骨面型:根据下颌平面角和 Y 轴角,分析患者垂直向是否存在问题和面部发育趋势;③牙齿:是否存在上下牙的倾斜度异常或者突度异常。

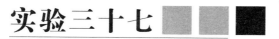

实验三十七

替牙期个别牙反𬌗
活动矫治器的制作

【目的要求】

在替牙列早期,个别牙的反𬌗是正畸阻断性矫治的重要内容。利用附双曲舌簧的𬌗垫式矫治器,一方面通过𬌗垫解除前牙咬合锁结,另一方面舌簧施加推力将反合的切牙推到正常位置,而反作用力释放到其他牙齿。

通过本实验初步掌握替牙期个别牙反𬌗矫治器制作过程。

【实习内容】

1. 示教弯制双曲舌簧和箭头卡,实习弯制双曲舌簧和箭头卡。

2. 示教充胶,实习充胶。

【实验器材】

石膏模型、0.5 mm 不锈钢丝、梯形钳、平头钳、切断钳、蜡刀、雕刻刀、蜡片、红铅笔、酒精灯、火柴、分离剂、自凝塑料粉和液、慢速直机头,打磨塑料用的车针与抛光用具等。

【方法步骤】

1. 弯制双曲舌簧　双曲舌簧(lingual spring with double loop):取一段直径0.5 mm 不锈钢丝或者直径 0.014 in 的澳丝,将一端磨圆钝,从被矫治牙舌侧近中(或远中)邻面边缘嵴开始,沿龈缘弯向远中(或近中),其宽度约窄于舌侧颈部近远中宽度 1 mm,用梯形钳平行向近中(或远中)转折钢丝形成第一曲,然后用梯形钳平行于第一曲长度 3/4 处向远中(或近中)转折形成第二曲,向远中(或近中)行至于第一曲宽度 1/2 时,用梯形钳夹住双曲,使两个曲位于同一平面,用另一手向下压钢丝,使其与弹簧平面成直角,而弹簧平面与牙体长轴垂直,将连接体的 2/3 包埋在基托内。

调节:每次复诊时打开弹簧约 1 mm,但每次调整后要求弹簧平面始终与牙体长轴垂直。

2. 箭头卡 制作箭头卡环时，可以使用通用的技工钳（universal plier），但是最好使用梯形钳较为方便。箭头卡环适用于所有的后牙，钢丝以直径 0.8 mm 的硬不锈钢丝为佳，整个弯制过程如下：

（1）在弯制箭头卡环之前，为使卡环能够紧紧卡抱住牙齿，应用雕刻刀对工作模型之牙齿的近远中轴角处的牙龈缘及其附近的牙体稍做修整，以尽量使卡环与牙齿紧密贴合。

（2）首先将钢丝弯成 70° 的屈曲。

（3）卡环水平部（bridge）的宽度应比牙齿近远中宽度略小，即水平部长度与磨牙近远中颊尖宽度相等。

（4）测量完以后，在钢丝的另一端再弯制一个 70° 的屈曲。

（5）用钳喙的最尖端弯制卡环的箭头部分，其钢丝末端应反向弯制成 290° 以上的屈曲。

（6）另一侧的箭头做同样弯制。

（7）箭头部分的弯制应靠手指的力量，通过箭头的调整使得卡环水平部离开牙面约 1.0 mm，高度位于中 1/3 或龈 1/3。

（8）在弯制完箭头部分后，应在牙齿上适合，若有不当之处应予以调整。

（9）将卡环的脚部向舌侧延伸。将脚部的末端向黏膜一侧屈曲，其要点就是使脚部的主体离开黏膜表面，从而利于树脂的包埋，增强稳固性。

3. 邻间钩的弯制 常用于临床牙冠较长，触点好的双尖牙或磨牙上，用直径 0.7 mm 或 0.8 mmm 硬不锈钢弯制。

弯制前，用小刀修去基牙邻间隙龈乳突尖石膏 0.5 mm。用长鼻钳将钢丝一端弯成略小于 90° 的角，留 0.5 mm 作固位钩，多余部分用切断钳剪去，用轮形石磨成三角形斜面，尖端磨圆钝，钩背磨光滑，将此固位钩置于已修整好的邻间隙触点下，用红蓝铅笔做记号，再用日月钳将钢丝沿邻牙颊外展隙，龈外展隙弯至舌侧形成连接体。

4. 完成反颌矫治器（图 37-1）

（1）将弯制好的两个箭头卡环和两个邻间钩用滴蜡固定在模型上。

（2）用毛笔蘸海藻酸钠分离剂涂于石膏模型组织面，干燥成形后备用。

（3）用蜡将弯制好的邻间钩、卡环及双曲舌簧固定在模型上，双曲舌簧的作用力部分用蜡包埋（以免糊塑时自凝胶冲塞进曲部，影响加力）。

（4）将适量自凝牙托粉倒入调拌杯中，再沿小杯壁滴入适量自凝牙托水，用调拌刀搅拌均匀待用（冬天室内气温低时可将调拌杯置于手心适当加温以加快凝聚时间）。

（5）自凝胶聚合剂到丝状期：（冬天可到丝状晚期）取适量先将连接体包埋，再糊塑组织面其他部分，厚度约 1.5～2 mm，用大蜡刀蘸牙托水或用玻璃纸蘸冷水将其基托表面抹光，待聚合完全硬固后，从模型上取下矫治器，打磨抛光基托。

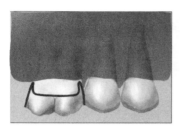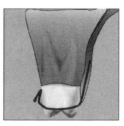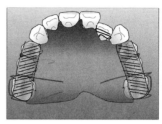

图 37‑1　箭头卡的弯制及乳牙反𬌗矫治器示意图

实验三十八

功能矫治器适应证
辨析及咬合重建

【目的要求】

功能矫治器基本原理和不同功能矫治器的适应证。熟悉咬合重建的方法及步骤。

【实习内容】

1. 讲解功能矫治器的适应证及咬合重建方法。

2. 示教及实习咬合重建。

【实验器材】

镜子、咬合蜡、记号笔、蜡刀、水杯、凉水、尺子。

【方法步骤】

1. 讲解功能矫治器的基本原理和适应证 殆重建是指功能矫治器在三维方向上改变下颌位置,使下颌前伸或后退,使咬合打开超过息止殆间隙,引发神经肌肉的反射,使下颌重新定位,建立起新的协调的殆面关系。临床上以咬蜡殆确定下颌新位置,此方法称为殆重建。

2. 下颌的三向定位 殆重建包括三方面的内容:下颌的前伸距离、咬合打开的距离和中线问题。

(1)矢状向:下颌在矢状向移动的目的是建立中性磨牙关系,因而不同的错颌,下颌移动的方式不同。

①Ⅱ类:下颌前伸 3～6 mm,磨牙尖牙呈中性或轻近中。若覆盖大于 7 mm,主张逐步前伸,每次 3～5 mm。分步前伸更有利于髁突组织的改建。

②Ⅲ类:下颌最舒适的最大后退位,一般呈切对切。

(2)垂直方向

①不超过息止殆间隙。

②超过息止𬌗间隙 2～4 mm(常用)。

③大大超过息止𬌗间隙 5～10 mm。

𬌗重建时,下颌垂直打开的程度,取决于错颌类型、畸形严重程度、水平前伸量、参考患者生长型、生长潜力、牙槽高度及采用矫治器类型。下颌前伸量较大时,则垂直打开程度响应减少,相反前伸量小,垂直打开大,前伸加垂直打开量 8～10 mm。

(3) 左右横向:仔细观察矫治器上下中线,功能矫治器无法纠正中线偏斜。如术前上下中线对齐,则重建后的上下牙中线需对齐;上下中线不对齐,则需要鉴别是牙性不齐还是骨性偏斜,骨性偏斜一般伴随双侧磨牙关系不一致,一般维持上下中线不齐。

从长、宽、高(矢状向、横向、垂直向)三个方位设计好下颌的位置后,直接在口内用蜡确定并记录下这一位置。

3. 咬合重建示教及实习(图 38-1)

(1) 前伸练习:首先令标准化患者放松,嘱其对镜子做下颌前伸、练习,可用镜子让其观看下颌前伸、打开的位置、中线以及面貌改善的效果,增强配合信心。在前伸及打开至所需位置后,维持 2～3 min,如此反复 2～3 次,使之能准确定位。

(2) 蜡记录:将蜡片烤软,形成一马蹄形软蜡堤,厚 5～6 mm,宽 7～8 mm,稍偏向舌侧放于下牙弓的𬌗面上,用记号笔在牙齿上做中线几号嘱患者矫正中线;前伸至所要求的位置咬合,尽量避免咬合时蜡堤溢出过多,盖住牙上所标记的记号(可及时剪去多于的溢蜡);垂直打开的量可借助制作总义齿时测量面下 1/3 垂直距离的方法。

(3) 口内核查:在咬蜡𬌗时,除注意下颌前移量及前移位置以外,应充分注意上下中线是否一致(颌弓代偿畸形者除外),若中线偏斜,需要令患者放松,重新咬合,直至重建的蜡堤在三维方向上均正确无误,方嘱患者离去。

(4) 模型试𬌗:立即用冷水灌冲,若蜡堤尚软取下可能变形,蜡堤取下后放入凉水中完全冷却,再放入口中,检查是否准确无误,同时可将蜡堤放在模型上仔细检查前伸及打开的量,以及中线是否与术前一致,无误后可嘱患者离去。如与设计有任何不符,应重新取蜡堤以建立正确的咬合。

(5) 上𬌗架:按蜡堤记录将模型转移至普通𬌗架上固定。为便于矫治器制作,一般使模型平转 90°,即模型前后与𬌗架前后成 90°方向固定(图 38-1)。先将下颌模型固定于𬌗架下颌支架,将蜡记录及上颌模型按记录位置放置在上颌模型上,并用橡皮筋固定,防止咬合关系变动。将上颌模型与𬌗架固定,再在𬌗架顶端放置重物,等待石膏完全凝固。待石膏完全凝固后,剪断橡皮筋,就完成了咬合重建。

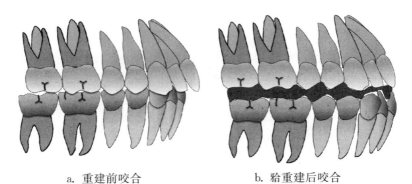

a. 重建前咬合   b. 𬌗重建后咬合

图 38‑1　咬合重建示意图

实验三十九

功能矫治器(**Twin-Block**)制作

【目的要求】

　　Twin-Block 矫治器是临床中最常用的活动式功能矫治器，由于上下颌矫治器分开，患者配合度好，常用于矫治 Ⅱ 类 1 分类错𬌗。通过本实验，熟悉 Twin-Block 矫治器的基本原理，了解 Twin-Block 矫治器的制作。

【实习内容】

　　1. 示教 Twin-Block 的制作。

　　2. 实习 Twin-Block 的制作。

【实验器材】

　　雕刻刀、技工钳、梯形钳、三臂钳、切断钳、调塑刀、小酒杯、分离剂、自凝牙托粉、自凝牙托水、不锈钢丝（直径 0.8 mm、0.9 mm）、酒精灯、红蜡片、蜡勺。

【方法步骤】

　　1. 讲解 Twin-Block 的结构（图 39 - 1）

　　（1）上颌部分：有𬌗垫、螺旋扩大器、卡环和唇弓等。

　　①𬌗垫：从上颌两侧第二双尖牙𬌗面开始向后制作𬌗垫，并在上第二双尖牙处将𬌗垫制成向远中成 70°的斜面；𬌗垫与基托相连。

　　②箭头卡环：在第一恒磨牙上做箭头卡环。如需要口外力时，则在第一双尖牙上做单臂卡环，在第一磨牙的箭头卡环的桥部绕成管状孔或焊接圆管，以便放置口外弓。在基托的中线相当于上颌双尖牙之间处放置螺旋扩大器，便于扩大上颌牙弓宽度，有利于下颌的前移。

　　③唇弓：在切牙严重唇倾需内收上前牙者时可做常规唇弓。但大多数患者不需要设计唇弓，因唇弓内收上切牙减少覆盖的作用将影响下颌的前移。

　　（2）下颌部分：由𬌗垫和卡环组成。

　　①卡环：在下颌双侧第一双尖牙上弯制三角形卡或箭头卡，前牙区放置邻间钩，钩的末端用焊金焊成球形以增强固位并防止刺伤牙龈。

　　②𬌗垫：覆盖在双尖牙的𬌗面上，从第二双尖牙或乳磨牙𬌗面的远中开始斜向

近中,此斜面与上颌颌垫的斜面呈 70°对应的交错关系(图 39-2)。

2. 模型制作、模型修整

(1) 上𬌗架:将患者的前伸颌位记录转移到𬌗架上,先将下颌模型固定于𬌗架下颌支架,将蜡记录及上颌模型按记录位置放置在上颌模型上,并用橡皮筋固定,防止咬合关系变动。将上颌模型与𬌗架固定,再在𬌗架顶端放置重物,等待石膏完全凝固。待石膏完全凝固后,剪断橡皮筋,取出蜡记录。

(2) 画线:用记号笔在模型上画出矫治器的充胶部位。

(3) 钢丝弯制:主要包括邻间钩、箭头卡、单臂卡和双曲唇弓等。

(4) 涂分离剂 使用棉签将分离剂均匀涂布于模型组织面。

(5) 附件固定:用蜡将附件按要求固定在模型上,注意不要将蜡覆盖到附件的固位部位。并在上颌放置螺旋扩大器(或菱形簧)的硬腭黏膜处铺蜡缓冲。

(6) 涂塑:此步骤为制作 Twin-Block 矫治器的关键,由于该矫治器构造较为复杂,故涂塑要分步进行,第一步分别把上下颌的基托部分涂塑,注意上颌螺旋扩大器的位置准确,第二步再分别涂塑制作上下颌的𬌗垫部分,此处要注意由于咬合斜面导板的位置主要由下颌来决定,因此应先涂塑制作下颌𬌗垫,下颌平面𬌗垫部分从下颌第一前磨牙或乳磨牙延伸经过下颌尖牙部位,并在颊舌向上逐渐变窄。咬合斜面导板从下颌第二前磨牙或者乳磨牙的近中面与𬌗平面形成约 45°~70°的角。待下颌颌垫固化后再涂塑制作上颌颌垫,注意上颌牙颌垫的咬合斜面角度应该与下颌准确吻合匹配,颌垫部分向后延伸至磨牙区并逐渐变薄。

(7) 分裂基托:在正对上颌扩弓簧簧口与扩弓簧长轴垂直处,或在正对扩弓螺旋簧螺旋调节孔处与旋转轴成垂直的方向用薄砂片将基托切开,基托的两部分仅由扩弓簧或扩弓螺旋簧连接。

(8) 打磨抛光。

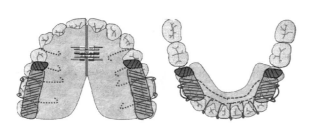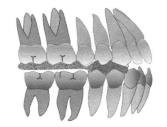

图 39-1　Twin-Block 矫治器𬌗面示意图　　图 39-2　咬合导斜面示意图

制作注意事项:

1. 为了能使下颌磨牙伸长以矫正深覆𬌗,下颌咬合斜面导板应避免与下颌磨牙的近中面接触,这样可使上颌咬合斜面导板的后缘防止接触到下颌第一磨牙的近中边缘嵴而不影响其正常萌出。

2. 矫治器的尖牙区域是一个薄弱部位,因此钢丝可以延伸到下颌矫治器中线部位的舌侧基托以保证有足够的强度,防止矫治器的断裂。

3. 由于上颌牙弓宽度比下颌牙弓大,因此,上颌的𬌗垫只需要覆盖上颌后牙的舌侧牙尖部分而无须覆盖整个咬合面,这样上颌矫治器的卡环长度得以增加使得弹性更好,且更容易进行调节。

实验四十

固定矫治器托槽
的三种定位方法

【目的要求】

初步掌握直丝弓托槽的正确位置及粘接方法(高度法、临床牙冠中心法、边缘嵴法)。

【实习内容】

1. 讲解直丝弓托槽的种类和结构,粘接剂的种类和粘接原理,直丝弓托槽定位的主流方法。

2. 示教在石膏模型上粘接直丝弓托槽。

3. 实习在石膏模型上粘接直丝弓托槽。

【实验器材】

石膏模型、雕刻刀、釉质粘接剂、光固化灯、35％磷酸酸蚀剂、托槽定位器、铅笔、一次性治疗盘等。

【方法步骤】

托槽定位包括角度的定位和高度的定位。在矫治开始时,应当尽量将托槽定位在正确位置上。这样托槽系统中所有预置数据才能完全和有效地表达,它有助于简化操作并使结果更加一致。

1. 近远中向的定位方法 直丝弓矫治器将轴倾度、转矩及内收—外展这些因素设计在托槽上。因此轴倾度的定位方法是使托槽的中轴线与牙齿临床冠长轴重叠,托槽结扎翼的垂直部分平行于临床冠长轴。受牙齿形态和牙龈外形变异的影响,建议在粘接托槽前,仔细阅读曲面断层片,辅助确定临床冠长轴(图40-1)。

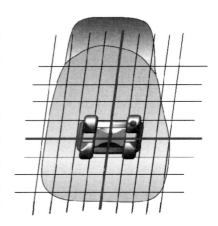

图 40-1 托槽近远中向定位

在近远中向,托槽应该位于牙面中心,粘接时应直视,避免从侧方观察。

2. 托槽的垂直向的定位方法　托槽垂直向(高度)的定位方法主要有三种:

(1) 高度法:根据高度表和牙齿的临床冠高低的整体情况,选择合适的高度(图 40-2);用托槽定位器(图 40-3)在要粘接托槽的牙面上自切缘或牙尖测量高度,注意定位器的定位平面与牙面垂直。

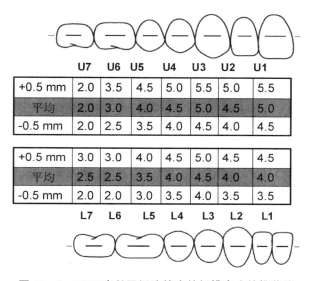

	U7	U6	U5	U4	U3	U2	U1
+0.5 mm	2.0	3.5	4.5	5.0	5.5	5.0	5.5
平均	2.0	3.0	4.0	4.5	5.0	4.5	5.0
-0.5 mm	2.0	2.5	3.5	4.0	4.5	4.0	4.5

	L7	L6	L5	L4	L3	L2	L1
+0.5 mm	3.0	3.0	4.0	4.5	5.0	4.5	4.5
平均	2.5	2.5	3.5	4.0	4.5	4.0	4.0
-0.5 mm	2.0	2.0	3.0	3.5	4.0	3.5	3.5

图 40-2　MBT 直丝弓矫治技术的托槽高度的推荐值

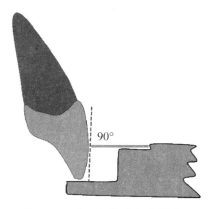

图 40-3　放置托槽定位器的方法

(2) 临床冠中心法:确定临床冠中心是一项仁者见仁智者见智的看似简单,但操作性不强的临床过程。用铅笔绘制牙的临床牙冠长轴(磨牙为颊面的主垂直沟,其余牙位于其中发育嵴上),并标记冠长轴上的最凸点,该位置为牙的临床牙冠中心,即托槽粘接位点(图 40-4)。

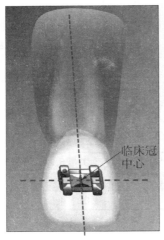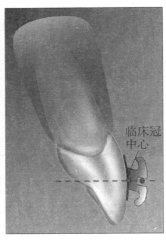

图 40-4 临床冠中心法

(3) 边缘嵴法:用铅笔绘制临床牙冠长轴、临床牙冠中心线、近远中边缘嵴线(近远中边缘嵴的连线),根据临床牙冠中心线和近远中边缘嵴线确定不同牙位的粘接位置(图 40-5)。

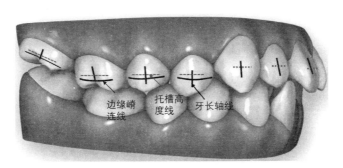

图 40-5 边缘嵴法确定托槽垂直高度

3. 托槽的直接粘接 建议采用光固化树脂粘接剂(Transbond TM Plus,3M),以提供足够的操作时间,利于准确定位。

(1) 清洁牙面:用杯状橡皮轮清洁牙面,去除牙面软垢和菌斑,以清水冲洗,吹干,隔湿。

(2) 牙面酸蚀:将凝胶型磷酸涂布在粘接牙位托槽放置位置上,酸蚀时间 15～30 s。

(3) 冲洗、干燥:酸蚀后,清水冲洗 20 s,吹干后牙面呈白垩色,隔湿。

（4）粘接托槽：牙面酸蚀处和托槽底板涂布薄层粘接剂底胶，气枪轻吹底胶形成一薄层分布于牙面和托槽底板上；放置托槽到准确位置，轻微加压让托槽底板和牙面贴合；去除托槽周围多余粘接剂；近远中各光照 20 s。

4. 托槽粘接常见错误

（1）近远中向错误：由于视线角度的影响，粘接前磨牙托槽时最容易出现近远中向错误，托槽位置靠近中或远中，或者近中或远中粘合剂厚度不一致，使前磨牙发生近中或远中向旋转。在口内粘接时应该通过口镜从𬌗向检查。在最初放置托槽时，应先加压，使托槽各面粘合剂厚度一致，然后再调整托槽位置。

（2）垂直向错误：即𬌗龈向错误，托槽位置靠𬌗方或龈方，排齐排平后牙位不再一个水平面上，这是较容易出现的错误。原因是牙齿位置萌出不足、错位牙牙龈附着差异、引起的视觉误差所致。对萌出位置不足的牙齿或牙龈增生的牙齿，应该估计的牙冠的粘接位点，而不是根据已有的牙冠所得的粘接点。

（3）旋转错误：托槽的垂直标记线与临床冠长轴不一致，改变了牙齿的近远中向倾斜角度，如果能准确地确定牙冠的临床冠长轴，这种错误是很容易纠正的。

（4）其他：磨牙颊面管也容易出现垂直向和近远中向错误。上磨牙颊面管易靠龈方，从而引起其伸长、前磨牙开𬌗。下颌第一磨牙颊面管因上磨牙颊尖的阻挡，粘接时只能靠龈方，当牙齿移动或咬合打开后，注意重新确定其位置。

实验四十一

多曲方丝"MEAW"弓的弯制

【目的要求】

熟悉多曲方丝"MEAW"弓的结构、作用和弯制方法。

【实习内容】

1. 讲解"MEAW"弓的特点及观看多曲方丝"MEAW"弓的标本。
2. 示教多曲方丝"MEAW"弓的弯制。
3. 实习弯制上颌多曲方丝"MEAW"弓。

【实验器材】

细丝钳(Kim 钳)、切断钳、0.016 in×0.22 in 不锈钢方丝、方丝成型器、记号笔。

【步骤方法】

多曲方丝弓技术(multiloop edgewise arch wire，MEAW)是由 Young H. Kim 教授在标准方丝弓技术基础之上创新并发展起来的新型固定矫治技术。它在方丝上弯制多个连续的水平曲,对尖牙及其远中的后牙进行三维位置的调整。由于增加了弓丝长度,弓丝力量更加轻柔,借助弓丝曲的弹性和转矩配合不同类型的颌间牵引来矫治各种错𬌗畸形。弓丝一般使用 0.016 in×0.022 in 的不锈钢弓丝,前牙段弓丝弯制与其他矫治技术一样,需要弯制侧切牙的内收弯和尖牙的外展弯。

多曲弓丝从一侧第二磨牙到另一侧第二磨牙的长度是无曲弓丝的 2.5 倍,两牙间的实际长度增长,与同样大小、同样性能的无曲弓丝相比,矫治力的衰减率为无曲弓丝的 1/10。因此,多曲弓丝能减小弓丝的形变率,而且可以保持持续性的轻力。这种持续性轻力对于控制后牙垂直高度有特殊作用(图 41-1)。

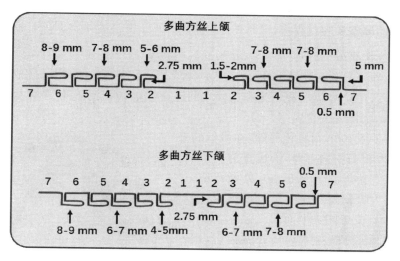

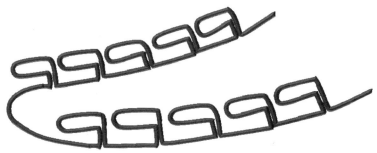

图 41 - 1　MEAW 弓示意图

一、MEAW 技术的特点

1. 牙同时移动　所有牙按照矫正目标同时移动,而且互不干扰。多曲的存在,使托槽间的弓丝长度增加,并增加了托槽间弓丝的可倾斜范围。这样在每个牙上产生矫治力,即使是邻牙,也几乎不受影响。由于牙可以同时移动,缩短了矫正疗程。

2. 竖直牙齿　对于骨性开合和骨性Ⅲ类的患者,矫正成功的关键是竖直近中倾斜的磨牙和双尖牙,使后牙牙轴与咬合平面垂直。MEAW 技术可同时通过后倾弯竖直后牙,且力量更柔和、更持续。随着后牙的竖直,可为牙弓提供间隙。当竖直后牙 5°、10°、15°时,牙弓每侧可提供的间隙依次为 1.5 mm、3.0 mm、4.5 mm。

3. 重新形成咬合平面　通过竖直磨牙,可使开𬌗患者分离的两个𬌗平面合二为一,形成一个新的𬌗平面。对下颌不对称或上下牙弓不对称造成的两侧𬌗平面垂直高度不一致,可通过多曲弓丝压低𬌗平面高的一侧牙,伸长𬌗平面低的一侧牙,力求使整个牙弓的殆平面保持水平。与无曲弓丝相比,利用多曲弓丝对磨牙垂直向位置的调整要容易得多。

二、具体步骤

1. 准备一上颌石膏模型和 0.016 in×0.22 in 不锈钢方丝,用弓丝成型器弯制前牙的弧度,用记号笔在侧切牙和尖牙之间进行标记,标记点应位于牙接触点近中约 0.5 mm,如图 41-2 所示。

2. 右手用 Kim 钳夹稳弓丝,在弓丝的记号处用左手拇指向上弯,形成直角。

3. 在直角弯曲上 2.5 mm 处做标记,用 Kim 钳方喙朝内弯 90°,弓丝反折,与主弓丝平行,且位于同一平面。

4. 在距离弯折处 6 mm 处做标记,用 Kim 钳圆喙弯出一半圆形,半圆形直径即 Kim 钳圆喙直径。**注意**:三段弓丝需位于同一平面。

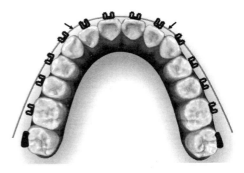

图 41-2　用记号笔在侧切牙和尖牙之间进行标记

5. 用 Kim 钳圆喙,弯制"L"形的垂直部分,**注意**:该部分不是一次成形,而是需移行圆喙三次,每次约 0.5 mm,使该弓丝转折处为一圆滑弧度。两端垂直部分需贴合。

6. 在平齐主弓丝处,用 Kim 钳夹紧弓丝的垂直臂,用方喙形成直角,注意远中弓丝和近中弓丝位于一条直线上(图 41-3)。

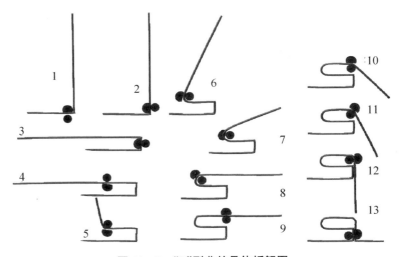

图 41-3　"L"型曲的具体拆解图

7. 按照要求,依次向远中弯制"L"形曲。

同样的方法弯制另一侧多曲弓丝。调整弓形,使其对称并与模型的牙弓形态吻合(图 41 - 4)。

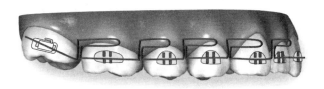

图 41 - 4　MEAW 弓入槽示意图

实验四十二

活体组织病理检查取材

【目的和要求】

1. 掌握不同组织标本大体描述的原则和步骤。

2. 掌握口腔病理科常见组织标本的取材步骤及操作。

3. 了解并熟悉口腔癌大标本的取材描述方法、取材步骤及操作。

【实习内容】

观摩并练习不同口腔病变组织标本如黏膜活检小组织、多形性腺瘤、成釉细胞瘤、口腔癌等的取材方法及操作。

【实验器材】

1. 病理取材台、取材板。

2. 取材隔离服、口罩、帽子、橡胶手套等。

3. 取材刀、剪刀、镊子、钢尺等。

【实验原理】

病理取材操作是病理诊断的第一步,也是很重要的一步。病理医生通过对标本的颜色、形状、质地、切面情况及境界等,对病变具有一个基本的认识和判断。

【方法步骤】

1. 小标本的取材(图 42 - 1)

(1)概述:病理小标本是指口腔黏膜病变(黏膜病、肿瘤等)活检、颌骨囊肿开窗术及声带息肉等手术后送检直径小于 0.5 cm 的标本。取材时要求仔细观察,全部取材,并防止标本遗失。

(2)操作步骤

① 核对标本

a. 核对标本病理号、患者基本信息等准确无误。

b. 打开标本容器或标本袋前,先确认是否有标本及标本的大小、数目。

② 取材

a. 确认取材台面清洁;选用合适大小的镊子取出标本,仔细观察标本的黏膜面或囊壁面,准确描述。

　　b. 需要剖开的标本,应垂直黏膜病变面或囊壁面剖开,观察剖面颜色、质地等,注意与技术员沟通正确的组织包埋面。

　　c. 细小标本应置于滤纸或纱布中包裹以防丢失,并详细记录标本数量,防止遗漏;过小标本可用伊红点染方便技术员包埋时发现标本。

　　③ 标本摄影和拍照:必要时酌情进行(打开标本容器前、取材过程中)。

　　(3) 注意事项

　　① 如果标本容器中未发现标本,切勿打开,及时联系上级医师或临床医师进一步确认。

　　② 临床怀疑肿瘤的活检或囊肿标本,包埋面要准确,避免因切面错误导致误诊的发生。

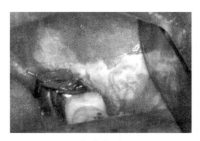
黏膜白斑

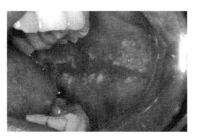
扁平苔藓

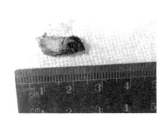
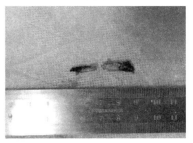

仔细观察标本的黏膜面,并垂直黏膜病变面剖开

图 42-1　小标本的取材

　　2. 多形性腺瘤的取材(图 42-2)

　　(1) 概述

　　多形性腺瘤是唾液腺组织最常见的肿瘤,取材应遵循基本原则,充分展示肿瘤全貌及包膜情况。

　　(2) 操作步骤

　　① 核对标本

a. 核对标本病理号、患者基本信息等准确无误。

b. 打开标本容器或标本袋前，先确认是否有标本及标本的大小、数目。

② 取材

a. 确认取材台面清洁；用镊子取出标本置于取材台。仔细观察标本，描述标本类型（腺体组织或单纯肿块切除）、三维体积等；沿腮腺长轴方向做多个平行切面（间隔 1.0～2.0 cm，勿将其底面切断以保持腺体的完整）；并应切出肿瘤的最大断面进行观察。

b. 确认肿瘤数目、形状、三维体积；观察并描述其切面囊实性、色泽、质地、包膜等情况；继续以约 0.2～0.3 cm 厚度切开肿瘤标本，尽量完整保留肿瘤切面；取材肿瘤主体（1～2 块）、带包膜及周围腺体组织（2～4 块），分为 2.0 cm×1.5 cm 面积大小的组织块，依次置于事先编好号的包埋盒中。

③ 标本摄影和拍照：必要时酌情进行（打开标本容器前、取材过程中）。

（3）注意事项

① 多形性腺瘤包膜情况是观察的重点，故应重点关注瘤组织包膜的取材。

② 多形性腺瘤因其成分的多样性而命名，如瘤体较大，取材应保证可以观察到最大切面的病变情况。

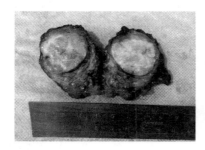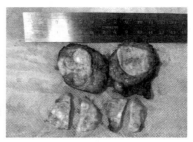

图 42－2　多形性腺瘤的取材

沿肿瘤长轴切开，观察并描述其切面囊实性、色泽、质地、包膜等情况

3. 成釉细胞瘤的取材（图 42－3）

（1）概述：成釉细胞瘤是最常见的牙源性肿瘤，因其发生于颌骨内，取材应准确定位肿瘤，锯开颌骨后充分暴露瘤体，必要时行脱钙处理。

（2）操作步骤

① 核对标本

a. 核对标本病理号、患者基本信息等准确无误。

b. 打开标本容器或标本袋前，先确认是否有标本及标本的大小、数目。

② 取材

a. 确认取材台面清洁；用镊子取出标本置于取材台。按解剖位置（上、下、前、后)放置颌骨,明确侧位,进行测量(包括连带的软组织),记录颌骨大小、上附牙齿数目、病变处颌骨破坏情况等;单独切除标本另行测量。

b. 定位肿瘤位置(颌骨膨隆处),沿最大面锯开颌骨,描述肿瘤的三维体积、囊实性、色泽、质地等,继续将颌骨锯成若干 0.2～0.3 cm 厚的切面,固定并脱钙后,依次置于事先编好号的包埋盒中。

③ 标本摄影和拍照:必要时酌情进行(打开标本容器前、取材过程中)。

(3) 注意事项

① 成釉细胞瘤多垂直于颌骨长径生长,易引起颌骨局部膨隆,便于发现。如果瘤体较小,颌骨无明显隆起,应联系临床定位或多切面寻找。

② 单囊性成釉细胞瘤囊腔内瘤结节易脱落,勿将其误认为囊腔内容物丢失,应用滤纸包裹后包埋制片。

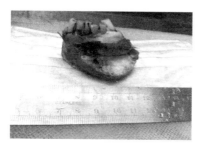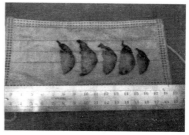

图 42‐3　成釉细胞瘤的取材

定位肿瘤位置,沿最大面锯开颌骨,继续将颌骨锯成若干 0.2～0.3 cm 厚的切面,固定并脱钙

4. 鳞状细胞癌的取材(图 42‐4)

(1) 概述:颊癌、舌癌等肿瘤根治标本是口腔病理科常见的大标本,取材应遵循基本原则,包括尽量完整展现肿瘤组织层次、良恶性交界处组织以及肿瘤深层浸润情况等。

(2) 操作步骤

① 核对标本

a. 核对标本病理号、患者基本信息等准确无误。

b. 打开标本容器或标本袋前,先确认是否有标本及标本的大小、数目。

② 取材

a. 确认取材台面清洁;用镊子取出标本置于取材台。仔细观察标本,描述标本类型,确认肿瘤位置、数目、形态(溃疡或隆起等)及三维体积等。

b. 肿瘤:沿肿瘤长轴垂直黏膜面切开,观察并描述其切面色泽、质地、边界、浸润深度、出血、坏死等情况;继续以约 0.2～0.3 cm 厚度切开肿瘤标本,尽量完整保留肿瘤切面;如瘤体过大,可将瘤体分为良恶性交界处(1～2块)、肿瘤主体(1～4块)、肿瘤深面(1～2块)等部分,分为 2.0 cm×1.5 cm 面积大小的组织块,依次置于事先编好号的包埋盒中。

切缘:如术中另送切缘,则以术中切缘为准;若未送切缘,应标本切缘涂墨,按位置至少取 4 点切缘及基底组织观察切缘情况。

淋巴结:送检淋巴结全部取材,按顺序依次为颏下、颌下、颈深上、颈深中、颈深下等,参考淋巴结取材标准。

③ 标本摄影和拍照:必要时酌情进行(打开标本容器前、取材过程中)。

(3)注意事项

① 正确判断肿瘤病灶的最长径,无把握的可每间隔一段距离垂直黏膜面切开肿瘤,方便观察。

② 无溃疡、无"肿瘤"的组织,要注意寻找萎缩、糜烂、红白斑等,注意寻找"早期癌"的可疑病变。

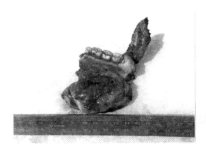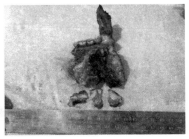

图 42 - 4 鳞状细胞癌的取材

癌根治标本,沿肿瘤长轴垂直黏膜面切开;以约 0.2～0.3 cm 厚度切开肿瘤标本

实验四十三

HE 染色

【目的和要求】

1. 了解组织染色原理。
2. 掌握 HE 染色的方法与步骤。

【实习内容】

1. 练习 HE 染色步骤。
2. 练习使用显微镜观察 HE 切片。

【实验器材】

1. 待染色切片。
2. 二甲苯、95％乙醇、80％乙醇、苏木素染液、盐酸乙醇分化液、0.5％伊红溶液、中性树胶。
3. 盖玻片、染色缸,染色架。

【实验原理】

组织或细胞的不同成分对苏木精的亲和力不同及染色性质不一样。经苏木精染色后,细胞核及钙盐、黏液等呈蓝色,可用盐酸酒精分化和弱碱性溶液显蓝,如处理适宜,可使细胞核着清楚的深蓝色,胞质等其他成分脱色。再利用胞质染料伊红染胞质,使胞质的各种不同成分又呈现出深浅不同的粉红色。故各种组织或细胞成分与病变的一般形态结构特点均可显示出来。

【方法步骤】

1. 脱蜡至水
(1) 二甲苯 5 min×2 次。
(2) 100％乙醇 5 min×2 次。
(3) 95％乙醇 3 min×2 次。
(4) 85％乙醇 3 min×1 次。
(5) 80％乙醇 3 min×1 次。
(6) 75％乙醇 3 min×1 次。

（7）流水冲洗 2 min。

2. 染色

（1）Gill 苏木素染液染色 5 min，流水冲洗 1 min。

（2）盐酸乙醇分化液 5 s，流水冲洗 1 min。

（3）50℃热水 5 min。

（4）蒸馏水洗 1 min。

（5）95％乙醇 1 min。

（6）醇溶性伊红染液 5 s。

3. 脱水、透明、封片

（1）95％乙醇 45 s×2 次。

（2）无水乙醇 45 s×3 次。

（1）二甲苯 45 s×3 次。

（2）中性树胶封片。

4. 结果

细胞核呈紫蓝色，细胞质呈淡红色。

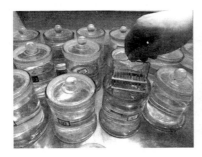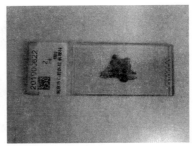

图 43 - 1　HE 染色切片

5. 注意事项

（1）石蜡切片染色必须经过烘干才能染色，脱蜡完全的切片染色效果才佳。

（2）苏木素染色后不宜在流水中长时间存放，需及时分化。

（3）盐酸乙醇分化必须严格掌握时间。

（4）脱水试剂纯度需有保障，脱水不完全的切片严重影响镜下观察。

（5）封片时二甲苯不能干燥，树胶适量。

实验四十四

诊断性显微摄影

【目的和要求】

1. 掌握光学显微镜的使用方法。

2. 掌握显微摄影系统的使用方法。

3. 掌握牙齿磨片、龋病磨片、白斑切片、根尖周囊肿切片、多形性腺瘤切片、成釉细胞瘤切片、鳞状细胞癌切片的诊断性显微摄影。

【实习内容】

1. 练习光学显微镜的使用方法。

2. 练习显微摄影系统的使用方法。

3. 观察牙齿磨片、龋病磨片、白斑切片、根尖周囊肿切片、多形性腺瘤切片、成釉细胞瘤切片、鳞状细胞癌切片,进行诊断性显微摄影。

【实验器材】

1. 光学显微镜。

2. 显微摄影系统。

3. 牙齿磨片、龋病磨片、白斑切片、根尖周囊肿切片、多形性腺瘤切片、成釉细胞瘤切片、鳞状细胞癌切片。

【实验原理】

诊断性显微摄影是根据病理学诊断、教学和研究的需要,应用显微摄影系统拍摄通过光学显微镜放大 40～1 000 倍的客体图像,进行客观、准确的图像记录。

【方法步骤】

1. 光学显微镜的使用

(1) 光学显微镜结构精密,使用时必须细心,要按正确操作步骤进行。

(2) 将光学显微镜放在自己身体的左前方,离桌子边缘 10 cm 左右,右侧可放记录本或绘图纸。

(3) 肉眼观察切片的特点及组织块数目,以免镜下阅片时遗漏小组织。

(4) 先用低倍镜("4×"或"2×"物镜)有序的全面观察切片的全貌及结构特

征,然后在高倍镜下选择性地观察细胞的特征。

（5）观察完毕,先将亮度调到最小,然后关闭电源,盖上防护罩。

2. 显微摄影系统的使用(图44-1)

（1）打开显微摄影系统。

（2）先用观察目镜选定诊断性摄影内容,再用取景目镜调整摄影图像,进行拍摄并保存。

（3）记录图像的摄影人、摄影日期、摄影编号、样本编号、放大倍数、摄影内容和备注等。

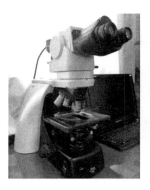
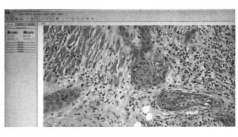

图44-1 光学显微镜和显微摄影系统

3. 牙齿磨片诊断性显微摄影(图44-2～图44-4)

（1）磨片中央为牙髓腔,在牙髓腔的外面为牙本质,牙本质冠部表面覆盖釉质,根部表面覆盖牙骨质。

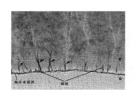
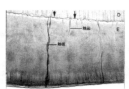
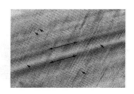

a. 釉质牙本质界和釉梭　　b. 釉丛和釉板　　c. 釉柱横纹和釉质生长线

图44-2 牙齿磨片——釉质组织学结构

（2）釉质:釉质牙本质界、釉梭、釉丛、釉板、釉柱横纹、釉质生长线等。

① 釉质牙本质界:首先用低倍镜寻找釉质和牙本质,两者交界处,即釉质牙本质界,呈连续的小弧形,其弧形的凹面向着釉质,凸面向着牙本质。

② 釉梭:在牙尖部较多见,呈纺锤状,矮小,黑色,从牙本质边缘伸入釉质内。

③ 釉丛:位于近釉质牙本质界处,呈草丛状,高大。

④ 釉板：从釉质表面伸向釉质内可达釉质牙本质界或越过釉质牙本质界进入牙本质内,呈裂隙状,灰褐色。

⑤ 釉柱横纹：釉柱呈柱状,从釉质牙本质界呈放射状伸向表面。在牙颈部,釉柱几乎呈水平;在窝沟处,釉柱从釉质牙本质界向窝沟底集中。高倍镜下,釉柱上每隔 4 μm 左右有一横纹。

⑥ 釉质生长线：呈深褐色,围绕牙尖呈环形排列,近牙颈部渐呈斜行线。

（3）牙本质：牙本质小管、成牙本质细胞突起、牙本质生长线、球间牙本质、托姆斯颗粒层、继发性牙本质、修复性牙本质、死区等。

① 牙本质小管和成牙本质细胞突起：牙本质小管贯穿整个牙本质,从牙髓腔表面呈放射状伸向牙本质表面,小管内有成牙本质细胞突起,小管之间为细胞间质。

② 牙本质生长线：规律性间歇线纹,围绕牙尖,基本与小管垂直。

③ 球间牙本质：多见于冠部近釉质处,很像多个相接球体之间的空隙,边缘多呈凹形。

④ 托姆斯颗粒层：位于根部牙本质表面处,呈黑色颗粒状。

⑤ 继发性牙本质：靠近牙髓腔的部分牙本质,与原发性牙本质的区别为牙本质小管的方向稍改变。

⑥ 修复性牙本质：牙本质受到损害时,在相应的牙髓腔壁上形成的牙本质,其小管明显减少,小管排列紊乱。

⑦ 死区：牙本质小管呈黑色,多见于牙尖部,牙本质小管暴露处。

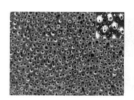
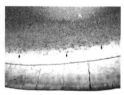
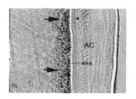

a. 牙本质小管和　　b. 球间牙本质　　　c. 托姆斯颗粒层
　成牙本质细胞突起

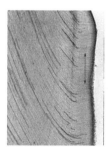
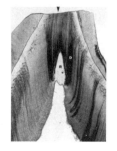

d. 继发性牙本质　e. 修复性牙本质和死区

图 44‐3　牙齿磨片——牙本质组织学结构

（4）牙骨质：无细胞牙骨质、细胞牙骨质、釉质牙骨质界等。

① 无细胞牙骨质：位于牙根中、上 1/3 牙本质表面，呈层板状，见穿通纤维的痕迹，其方向与层板垂直，其中不见牙骨质细胞。

② 细胞牙骨质：位于无细胞性牙骨质及根尖 1/3 牙本质表面，其中见多个牙骨质细胞陷窝，呈扁平的卵圆形，陷窝周围有多个小管朝向牙齿表面。

③ 釉质牙骨质界：可分为牙骨质覆盖釉质、牙骨质与釉质端端相接或两者不相连接。

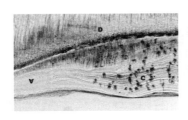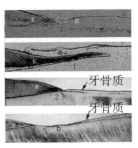

a. 无细胞牙骨质和细胞牙骨质　　b. 釉质牙骨质界

图 44 - 4　牙齿磨片——牙骨质组织学结构

4. 龋病磨片诊断性显微摄影（图 44 - 5、图 44 - 6）

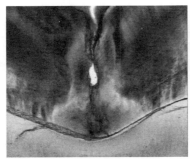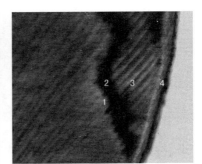
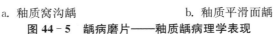

a. 釉质窝沟龋　　　　　　　b. 釉质平滑面龋

图 44 - 5　龋病磨片——釉质龋病理学表现

（1）早期釉质龋磨片：龋损区在窝沟处呈锥体形，尖端朝向牙齿表面；在平滑面呈倒锥体形，锥尖向着釉质牙本质界；由深至浅分为透明层、暗层、病损体部、表层。

① 透明层：位于暗层与正常釉质之间，呈均质透明状，釉柱结构不清。

② 暗层：位于透明层表面，釉柱结构消失或模糊不清，呈黑色或暗黄色。

③ 病损体部：位于暗层与表层之间，比暗层透明，釉柱横纹、生长线明显，纹理

清楚。有时此层可被色素染成黄色。

④ 表层：位于釉质龋的最表面，与正常釉质较为相似。

（2）牙本质龋磨片：呈倒锥体形，锥底位于釉质牙本质界，锥尖向着牙髓腔；由深至浅分为透明层、脱矿层、细菌侵入层、坏死崩解层。

① 透明层：呈均质透明状，小管结构不明显，又称透明牙本质、硬化性牙本质。在大多数磨片中都比较窄，一般无色素沉着。

② 脱矿层：与细菌侵入层不易区分。部分牙本质小管由于成牙本质细胞突起变性坏死而为空气充满，故在透射光下呈暗黑色，称死区。

③ 细菌侵入层：近表面处有时可见到扩张的牙本质小管或裂隙。

④ 坏死崩解层：为病变最外层，在制片过程中几乎全部被磨掉脱落或残留少量结构不清组织。

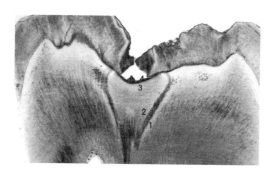

图 44-6　龋病磨片——牙本质龋病理学表现

5. 白斑诊断性显微摄影（图 44-7）

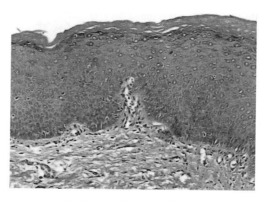

图 44-7　白斑病理学表现

（1）上皮表层过度正角化或过度不全角化。

（2）粒层明显，约 4~5 层细胞厚，胞浆内含有许多嗜碱性透明角质小颗粒。

（3）棘层增生。

（4）上皮钉突向结缔组织内伸长、增粗。

（5）基底层排列整齐，基底膜完整清晰。

（6）固有层和黏膜下层少量淋巴细胞、浆细胞浸润。

6. 根尖周囊肿诊断性显微摄影（图 44-8）

（1）囊腔内含变性坏死物，其中有少量慢性炎症细胞、巨噬细胞、泡沫细胞。

（2）囊壁内衬无角化的复层鳞状上皮，上皮内以中性粒细胞为主的炎症细胞浸润，炎性刺激可致上皮网状增生或连续性中断。

（3）囊壁外层为环行排列的纤维组织，慢性炎症细胞浸润，并见含铁血黄素和胆固醇裂隙，伴有多核巨细胞反应。

（4）有时衬里上皮和纤维囊壁内可见透明小体，弓形线状或环状的均质状小体，呈嗜伊红染色。

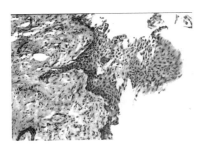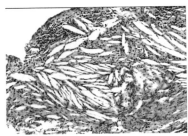

图 44-8 根尖周囊肿病理学表现

7. 多形性腺瘤诊断性显微摄影（图 44-9）

（1）腺管样结构：内层为腺上皮细胞，呈扁平、立方、矮柱状，外层为肌上皮细胞，小而核深染，呈葱皮样，管腔内含嗜酸性上皮性黏液。

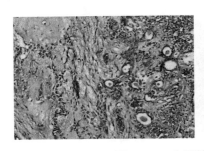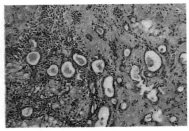

图 44-9 多形性腺瘤病理学表现

（2）肌上皮结构：肌上皮细胞呈浆细胞样、梭形、透明、上皮样，排列成实性条索与团片，伴有鳞状化生。

（3）黏液样组织：细胞星形或梭形，疏松呈网状，为结缔组织黏液。

（4）软骨样组织：细胞圆，周边有空晕，似透明软骨。

（5）间质：玻璃样变，钙化或骨化。

（6）包膜：完整，或瘤细胞侵入，或形成卫星瘤结。

8. 成釉细胞瘤诊断性显微摄影（图44-10）

（1）由肿瘤性上皮和疏松结缔组织间质组成。

（2）滤泡型：肿瘤形成孤立的上皮岛，中心部多边形或多角形细胞疏松连接，类似于成釉器的星网状层，周边部围绕一层立方状或柱状细胞，类似于内釉上皮或前成釉细胞，细胞核呈栅栏状排列并远离基底膜即极性倒置，星网状区囊性变形成囊腔。

（3）丛状型：肿瘤上皮增殖呈网状连接的上皮条索，中心部星网状层样细胞少，周边部是一层立方或柱状细胞，间质囊性变形成囊腔。

（4）棘皮瘤型：肿瘤上皮岛内呈现广泛的鳞状化生，伴角化珠形成。

（5）颗粒细胞型：肿瘤上皮细胞颗粒样变性，细胞大，呈立方状、柱状或圆形，胞质充满嗜酸性颗粒。

（6）基底细胞型：基底样细胞密集成团或树枝状排列，缺乏星网状层样分化。

（7）角化成釉细胞瘤：肿瘤内出现广泛角化。

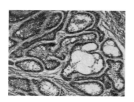 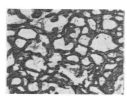 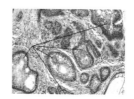

a. 滤泡型　　　　　　　b. 丛状型　　　　　　　c. 棘皮瘤型

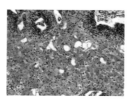 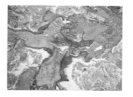

d. 颗粒细胞型　　　e. 角化成釉细胞瘤

图44-10　成釉细胞瘤病理学表现

9. 鳞状细胞癌诊断性显微摄影（图44-11）

（1）癌细胞由鳞状上皮增生和分化而来，异型性明显，可见核分裂象。

（2）癌巢外周为基底细胞，中心可见层状角化物即为角化珠。

（3）癌细胞呈团块或条索状排列，侵入结缔组织内。

（4）高度分化鳞癌与正常鳞状上皮类似，即含有数量不等的基底细胞和具有细胞间桥的鳞状细胞，角化明显，核分裂象少，非典型核分裂和多核细胞极少，胞核和细胞多形性不明显。

（5）中度分化鳞癌具有独特的核的多形性和核分裂，包括非正常核分裂，角化不常见，细胞间桥不明显。

（6）低度分化鳞癌以不成熟的细胞为主，有大量的正常或不正常的核分裂，角化非常少，细胞间桥几乎不能发现。

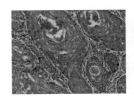 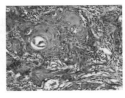 

　　a. 高分化鳞癌　　　　　b. 中分化鳞癌　　　　　c. 低分化鳞癌

图 44 - 11　鳞状细胞癌病理学表现

10. 注意事项

（1）保持显微镜镜头、显微摄影镜头及台面整洁。

（2）高倍物镜的转换不应碰到载玻片或其上的盖玻片。

（3）在显微摄影系统中及时删除不需要的照片。

实验四十五

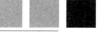

根尖片分角线投照技术
（上颌第一磨牙）

【目的要求】

1. 掌握分角线投照技术的原理。
2. 掌握根尖片分角线投照技术的基本技术。

【实习内容】

1. 分角线投照实验器材的辨识。
2. 掌握根尖片分角线投照技术的基本流程。

【实验器材】

1. 牙片机。
2. IP 成像板。
3. 持片夹。
4. 铅围脖。

【实验原理】

分角线投照技术设计的基本原理为根据共边三角形内若有两个角相等，则这两个三角形全等这一原理，X 线中心线的角度与胶片长轴和牙长轴所形成的角度的角平分线相垂直，则摄片得到的牙长度与牙实际长度相等。

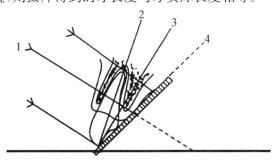

图 45-1 根尖片分角线投照技术原理

【**方法步骤**】

1. 操作前准备 操作者穿工作服,佩戴帽子口罩,查对牙位信息,并去除头模的口内活动义齿,给头模佩戴铅围脖,操作者戴一次性手套,取一次性持片夹。

2. 头模体位 头模固定于口腔治疗椅上,矢状面与地面垂直,外耳道口上缘至鼻翼之连线(听鼻线)。

3. IP 成像板摆放及固位 一次性持片夹横向夹持 IP 板后放入头模口内,使得上颌 6 位于成像板正中区,感光面朝向投照牙腭侧面,IP 板上缘应超过所摄牙冠 10 mm;固位 IP 板。

4. 投照角度

垂直角度:要求球管中心线与所摄牙片及牙齿之间的假象平面垂直,不同牙位的角度如图 45 - 2。

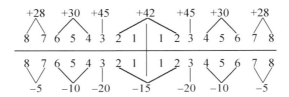

图 45 - 2 全口不同牙位 X 线垂直角度

水平角度:X 线平行于目标牙的邻面(图 45 - 3)。

X 线中心线位置:投照根尖片时,X 线中心线需通过被检查牙根的中部,其在体表的位置如下:①投照上颌牙时,以外耳道口上缘至鼻尖连线为假想连线,X 线中心线通过部位分别为:投照上中切牙通过鼻尖;投照上单侧中切牙和侧切牙时,通过鼻尖与投照侧鼻翼之连线的中点,投照上单尖牙时,通过投照侧鼻翼;投照上前磨牙及第一磨牙时,通过投照侧自瞳孔向下的垂直线与外耳道口上缘和鼻尖连线的交点,即颧骨前方;投照第二,三磨牙时,通过投照侧自外眦向下的垂直线与外耳道口上缘和鼻尖连线的交点,即颧骨下缘;(2)投照下颌牙时:X 线中心线均在沿下颌骨下缘 1 cm 的假想平面上,对准被检查牙的部位摄入。

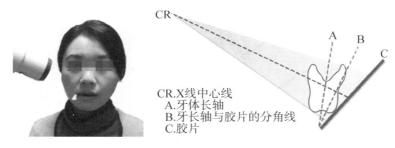

CR.X线中心线
A.牙体长轴
B.牙长轴与胶片的分角线
C.胶片

图 45 - 3 上颌第一磨牙根尖片分角线投照示意图

5. 投照　选择合适的曝光剂量，关闭防护铅门→曝光→开启防护门。操作者取出头模口中持片夹，揭去 IP 板外层薄膜，并与一次性持片架一起放入黄色医疗垃圾桶内，脱手套。

6. 图像后处理及图像上传，打印：核对牙位，调整图像亮度，对比度，将图像传输至 PACS，打印图像。

实验四十六
根尖片平行投照技术

【目的要求】

1. 掌握平行投照技术的原理。
2. 掌握根尖片平行投照的基本技术。

【实习内容】

1. 平行投照实验器材的辨识。
2. 根尖片平行投照技术基本流程。

【实验器材】

1. 牙片机。
2. 长遮线筒。
3. 铅围脖。
4. IP 成像板。
5. 定位器：定位环，定位杆及咬合块。

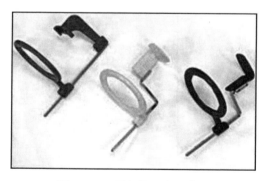

图 46-1　平行投照定位装置

【实验原理】

平行投照技术设计的基本原理是使 X 线胶片与牙长轴平行放置，使用长遮线筒，使射线穿过牙时几乎为平行的中心线，投照时 X 线中心线与牙长轴和胶片均垂直,这种投照方法所产生的牙变形最小(图46-2)。

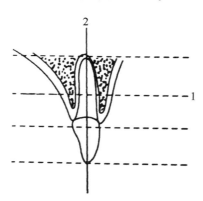

图46-2 根尖片平行投照技术原理

【方法步骤】

1. 操作前准备 操作者穿工作服,佩戴帽子口罩,查对牙位信息,并去除头模的口内活动义齿,给头模佩戴铅围脖,操作者戴一次性手套。

2. 头模体位 头模固定于口腔治疗椅上,矢状面与地面垂直,根据投照不同牙位需要,头模听鼻线或听口线与地面平行,或前牙唇面与地面垂直。

3. IP成像板摆放及固位 IP板放入咬合块内,将IP板和咬合块置于头模口内,使得目标牙位于成像板正中区,感光面朝向目标牙腭(舌)侧面,固位IP板,将定位杆和定位环与X线机的长遮线筒连接。

4. 投照角度 将球管对准定位器的定位环。

5. 投照 选择合适的曝光剂量,关闭防护铅门→曝光→开启防护门。操作者取出头模口中持片架,揭去IP板外层薄膜,放入黄色医疗垃圾桶内,脱手套。

6. 图像后处理及图像上传,打印 核对牙位,调整图像亮度,对比度,将图像传输至PACS,打印图像。

实验四十七

锥形束CT(CBCT)三维
重建(上颌中切牙)

【目的要求】

1. 掌握 CBCT 三维重建的原理。
2. 掌握 CBCT 三维重建的基本技术。

【实习内容】

1. CBCT 三维重建软件的辨识。
2. CBCT 三维重建基本方法。

【实验器材】

1. 上颌中切牙原始数据。
2. CBCT 图像三维重建软件。

【实验原理】

CBCT 扫描获得的患者的三维容积数据,可以通过不同的三维重建算法进行图像重建,从而更加清晰、形象、全面的显示正常解剖结构和病变。

【方法步骤】

1. 操作前准备　将患者的 CBCT 图像数据载入图像重建软件。

2. 多平面重建　是指容积扫描以像素为单位的图像重建成以体素为单位的数据后,利用任意截面去截取三位体数据所形成的任意剖面的二维重组图像(图47-1)。

步骤:打开软件→找到下图中的重建图标→重建矢状位和冠状位图像

3. 容积重建　给不同 CT 值分类指定不同的颜色和透明度,形成半透明的三维阵列(图 47-2)。

步骤:打开软件→找到下图中的三维重建图标(3D)→加载图像→模型风格选择容积,阈值选择骨骼或者牙齿

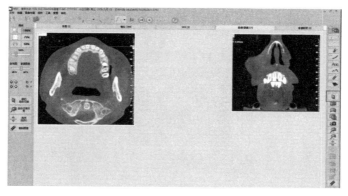

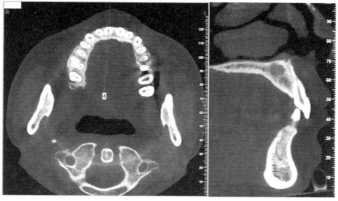

图 47‐1　CBCT 多平面重建

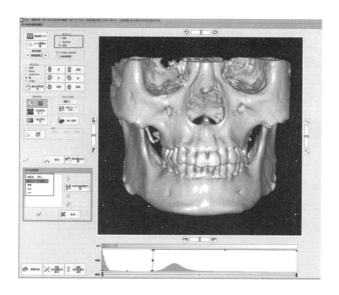

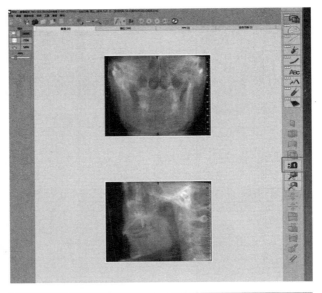

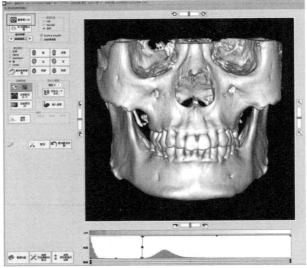

图 47-2 CBCT 表面重建

实验四十八

根尖片分角线颊向偏位投照法（上颌第一前磨牙）

【目的要求】

1. 掌握根尖片分角线颊向偏位投照法的原理。
2. 掌握根尖片分角线颊向偏位投照法的基本技术。

【实习内容】

1. 分角线投照实验器材的辨识。
2. 根尖片分角线颊向偏位投照基本流程。

【实验器材】

1. 牙片机。
2. IP 成像板。
3. 持片夹。
4. 铅围脖。

【实验原理】

X 线中心线向牙近，远中方向所倾斜的角度称为 X 线水平角度，在正常投照时，X 线中心线与被检查牙的邻面平行。对于双根管或多根管后牙，将 X 线中心线向近中或远中倾斜，可将双根管或多根管显示出来（图 48 - 1）。

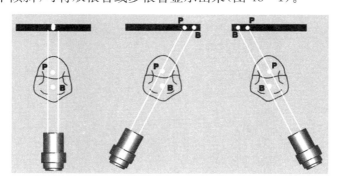

图 48 - 1　根尖片分角线颊向偏位投照法示意图

【方法步骤】

1. 操作前准备　操作者穿工作服,佩戴帽子口罩,查对牙位信息,并去除头模的口内活动义齿,给头模佩戴铅围脖,操作者戴一次性手套,取一次性持片夹。

2. 头模体位　头模固定于口腔治疗椅上,矢状面与地面垂直,外耳道口上缘至鼻翼之连线(听鼻线)与地面平行。

3. IP 成像板摆放及固位　一次性持片夹横向夹持 IP 板后放入头模口内,使得目标牙位于成像板正中区,感光面朝向上颌第一前磨牙腭侧面,IP 板上缘应超过所摄牙冠 10 mm;固位 IP 板。

4. 投照角度

垂直角:要求球管中心线与所摄牙片及牙齿之间的假象平面垂直,垂直角度同常规分角线投照;

水平角度:X 线在平行于邻面的基础上向近中或远中倾斜一定角度。

X 线中心线位置:投照根尖片时,X 线中心线需通过被检查牙根的中部,其在体表的位置如下:

(1) 投照上颌牙时,以外耳道口上缘至鼻尖连线为假想连线,X 线中心线通过部位分别为:投照上中切牙通过鼻尖;投照上单侧中切牙和侧切牙时,通过鼻尖与投照侧鼻翼之连线的中点,投照上单尖牙时,通过投照侧鼻翼;投照上前磨牙及第一磨牙时,通过投照侧自瞳孔向下的垂直线与外耳道口上缘和鼻尖连线的交点,即颧骨前方;投照第二,三磨牙时,通过投照侧自外眦向下的垂直线与外耳道口上缘和鼻尖连线的交点,即颧骨下缘。

(2) 投照下颌牙时:X 线中心线均在沿下颌骨下缘 1 cm 的假想平面上,对准被检查牙的部位摄入。

5. 投照　选择合适的曝光剂量,关闭防护铅门→曝光→开启防护门。操作者取出头模口中持片夹,揭去 IP 板外层薄膜,并与一次性持片架一起放入黄色医疗垃圾桶内,脱手套。

6. 图像后处理及图像上传,打印　核对牙位,调整图像亮度,对比度,将图像传输至 PACS,打印图像。

主要参考文献

[1] 樊明文. 牙体牙髓病学[M]. 4 版. 北京:人民卫生出版社,2012.

[2] 高学军,岳林. 牙体牙髓病学[M]. 2 版. 北京:北京大学医学出版社,2013.

[3] 彭彬. 根管治疗图谱[M]. 北京:人民卫生出版社,2008.

[4] 孟焕新. 牙周病学[M]. 4 版. 北京:人民卫生出版社,2013.

[5] 孙卫斌. 牙周基础治疗技术[M]. 南京:江苏科学技术出版社,2007.

[6] Giovanni Zucchelli. 膜龈美学手术摘要[M]. 束蓉,等译. 沈阳:辽宁科学技术出版社,2016.

[7] 张志愿,俞光岩. 口腔颌面外科学[M]. 7 版. 北京:人民卫生出版社,2012.

[8] 石冰. 唇腭裂修复外科学[M]. 成都:四川大学出版社,2004.

[9] 朱家恺. 显微外科学[M]. 北京:人民卫生出版社,2008.

[10] 翦新春. 口腔颌面外科畸形缺损外科学[M]. 长沙:湖南科学技术出版社,2000.

[11] 王新知. 前牙瓷粘结性仿生修复[M]. 北京:人民军医出版社,2008.

[12] 冯海兰. 固定义齿修复学精要[M]. 3 版. 北京:人民军医出版社,2005.

[13] 赵铱民. 口腔修复学[M]. 6 版. 北京:人民卫生出版社,2008.

[14] 陈扬熙. 口腔正畸学——基础、技术与临床[M]. 北京:人民卫生出版社,2012.

[15] 傅民魁. 口腔正畸学[M]. 6 版. 北京:人民卫生出版社,2012.

[16] 马绪臣. 口腔颌面医学影像诊断学[M]. 6 版. 北京:人民卫生出版社,2012.

[17] 日本 MEAW 研究会. "妙"矫治技术病历精粹[M]. 北京:世界图书出版公司,2005.

[18] 弗雷迪·路德,扎拉那·尼尔森. 正畸保持器和活动矫治器:临床设计与应用原则[M]. 天津:天津科技翻译出版公司,2017.

[19] 荻原芳幸. 支台歯形成各論:全部鋳造冠の支台歯形成[M]. Quintessence of Dental Technology,2008.

[20] 五十嵐順正. パーシャルデンチャーテクニック[M]. 5 版. 医歯薬出版株式会社,2012.

[21] 永尾寛,石田修,市川哲雄. リンガライズドオクルージョンの理論と実際[J]. 補綴臨床,2006,39(3):302-311.

[22] Bergenholtz G,Hørsted-Bindslev P,Reit C. Textbook of Endodontology[M]. 2ⁿᵈ Edt. UK:Blackwell,2010.

[23] Hargreaves K,Berman L. Cohen's Pathways of the Pulp[M]. 7ᵗʰ Edt. Canada:Elsevier,2016.

[24] Lumley P,Adams N,Tomson P. Practical Clinical Endodontics[M]. UK:Elsevier,2006.

[25] Nield-Gehrig J. Fundamentals of periodontal instrumentation advanced root instrumentation [M]. 6th Edt. Lippincott Williams & Wilkins, 2007.

[26] Zuhr O. Plastic-esthetic periodontal and implant surgery[M]. Quintessence, 2012.

[27] Edward S Cohen. Atlas of Cosmetic and Reconstructive Periodontal Surgery[M]. 3th Edt. BC Decker Inc, 2007.

[28] Vernino A R, Gray J, Hughes E. The periodontic syllabus[M]. Lippincott Williams & Wilkins. 2007.

[29] Noordhoff M S, Chen Y R, ChenK T, et al. The surgical technique for the complete unilateral cleft lip-nasal deformity[J]. Operative techniques in plastic and Reconstructive Surgery, 1995, 2: 167 - 174.

[30] Dunphy L. Contemporary orthodontics[M]. 5th Edt. British Dental Journal Official J Bri Dent Asso Bdjne, 2012.

[31] White S C. Oral Radiology: Principles and Interpretation[M]. 6ht Edt. Mosby, 2009.